王彦权 著

王巨擘 整理

# 卫生室的经方故事

## 第一辑

U0137344

全国百佳图书出版单位

**中国中医药出版社**

·北京·

**图书在版编目（CIP）数据**

卫生室的经方故事 / 王彦权著；王巨擘整
理 . —北京：中国中医药出版社，2021.5（2024.5 重印）
ISBN 978-7-5132-6631-4

Ⅰ . ①卫… Ⅱ . ①王… ②王… Ⅲ . ①经方—研究
Ⅳ . ① R289.2

中国版本图书馆 CIP 数据核字（2021）第 008874 号

---

**中国中医药出版社出版**

北京经济技术开发区科创十三街 31 号院二区 8 号楼
邮政编码　100176
传真　010-64405721
北京盛通印刷股份有限公司印刷
各地新华书店经销

开本 880×1230　1/32　印张 6　字数 113 千字
2021 年 5 月第 1 版　2024 年 5 月第 8 次印刷
书号　ISBN 978 - 7 - 5132 - 6631 - 4

定价　39.00 元
网址　www.cptcm.com

社 长 热 线　010-64405720
购 书 热 线　010-89535836
维 权 打 假　010-64405753

微信服务号　zgzyycbs
微商城网址　https://kdt.im/LIdUGr
官 方 微 博　http://e.weibo.com/cptcm
天猫旗舰店网址　https://zgzyycbs.tmall.com

如有印装质量问题请与本社出版部联系（010-64405510）

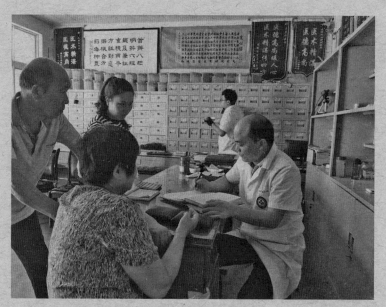

王彦权在卫生室出诊

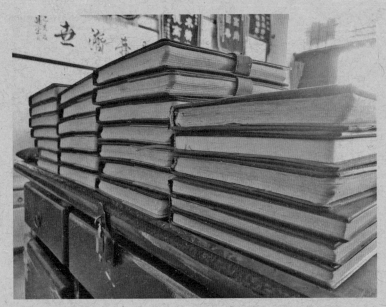

王彦权诊籍档案

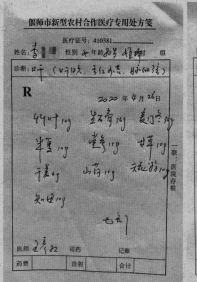

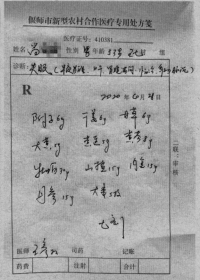

王彦权处方手迹

# 序
## 医不在貌，有效则中

中国医药学是一个伟大的宝库。说它是宝库，一点也不为过。时间跨度几千年，空间跨度几万里，不会有时空的障碍；不管是普通民众的小疾小疡还是帝王将相的疑难杂症，不论是单人疾病还是举世瘟疫，不会有受众的厚薄；不论是三甲医院的专家教授，还是诊所卫生室的医生，只要认真学习，都能掌握其开采本领，没有贵贱之分。挖掘这座宝库的秘诀，就是辨证论治。我的小弟王彦权，就是挖掘这座宝库的其中一人。

小弟中西医结合中专毕业，在乡村开卫生室，中途进修，又获大专学历，先后考取乡村医生证书、中医助理执业医师证书。最初，我对他的医术评价是：石狮子的屁股——不深！经过20多年的摸爬滚打，他在中医临床，尤其是经方运用方面积累了一定的经验，治愈了不少患者，在中医界小有名气。尤其是通过两件小事颠覆了我对他的评价，令我对他有了新的认识——后起之秀，不可估量！

其一，一天夜里，他在微信中分享了他使用附子治病的经验，我三次从不同的角度进行"发难"，彦权都从容应对，引经据典，阐发要义，令"中医学者"也变成学者。其二，2018年7月，大哥患中风，去医院时仅腿软力弱而已，可住院两天，左侧肢体偏瘫，在二级医院治疗半个月，偏瘫依旧，于是出院找彦权。彦权用药 5 剂，大哥便能在人搀扶下，踉跄走路；再用 10 剂，大哥自己就会走路了，上肢功能也有不同程度的恢复。他们把视频发给我看，大出我所料。难怪广州、成都、西安、深圳的患者，不远千里来找彦权诊治；难怪郑州、洛阳三甲医院的同行，屈尊进入乡村卫生室，同彦权切磋技艺，取经寻宝；难怪小小卫生室，总是车水马龙，七八台煎药机同时工作还难以应付彦权的处方；难怪一年能数十次地在专业报纸杂志上，看到彦权的治病经验；难怪不时地有医院的大咖向我索要彦权的联系方法……

山不在高，有仙则名；水不在深，有龙则灵。庙不在大，有神则名；医不在貌，有效则中。梅奥诊所登现代医学之顶峰，彦权卫生室述《卫生室的经方故事》。中国中医药出版社准备出版《卫生室的经方故事》，谨以之为序。

王俊顾

2020 年 5 月 3 日

---

王俊顾，河南省洛阳正骨医院主任中医师。中医基础理论功底深厚，骨科临床实践经验丰富，尤其在中医正骨学方面造诣颇丰，对骨折脱位及其并发症的诊断和处理，不落窠臼，自成一家。发表论文数十篇，完成专著 3 部，获得国家专利 6 项以及省部级科技进步奖 6 项、地厅级科技进步奖 5 项，学子遍及全国。其学术理论、学术思想被越来越多的同行所接受。

# 前言
## —— 我要当患者心目中能治病的 ——
## "中医研究生"

　　回想开卫生室那年，我还未满 18 岁，刚刚中专毕业，因条件有限，在乡镇卫生院实习了 10 个月，经偃师市卫生局批准，取得行医资格后就独立开诊，当时的心理真是"没患者着急，见到患者看了之后又害怕；很多病无从下手，又初生牛犊不怕老虎……"也就是在那时，我曾用一剂大承气汤治愈一例高热半个月、痞满燥实证突出、近九十高龄的患者；还曾针哑门穴（此穴有危险性，针刺方向必须朝下巴方向）一次，治愈一例因生气而暴哑的患者。当时因为年龄小，又没名气，村子又小，生存极其艰难，所以无奈之下，打针、输液……西医的手段全都用上，走上了虽说是中医专业毕业，干的却是靠西医生存的路。如今想想，真是"种了别人的地，荒了自己的田"。

　　随着行医日久，也小有"名气"，患者多了，可问题也越来越多，最主要的就是西医在农村的局限性、风险性越来越突出。西医看病，重视检查，而基层卫生室化验、X 光、超声等基本的检查条件均不具备，很多疾病诊断全靠估计。输液、打针的不良反应率极高，对于基层卫生室的医生来说，可谓"步步惊心，天天担心"。说实在话，我这还算"比较坚强"的心脏都有点受不了。另外，最关键的是，我们学中医的都知道，中医的诊治方法在很多方面西医确实无法替代，比如少阴证之"脉微细，但欲寐"，西医检查指标很可能正常，可患者身极无力，怕冷，无精神……病情却较重，我们中医人用几剂"便宜得让人不敢相信"的四逆汤就能把病给治好。再比如，心衰患者反复住院，用西药"强心，利尿，扩血管"等法，也只能起效一时，而我们中医人用小青龙加附子法，或四逆真武汤法，则平中见奇，治愈心衰真的不是梦。还有附子理中汤治久泻，麦门冬汤治肺痿，桂枝龙牡汤治失眠、盗汗，麻黄四逆汤治抑郁……思前想后，一边是"高风险，低疗效"，一边是"很有效，价格廉"，我决定：取后者，再拾中医，一定要把失去的阵地夺回来。

成功没有捷径，只有勤奋努力这一条。我白天临证，夜晚读书，虽然没上过大学，更没读过研究生，但我要学习，我要当患者心目中能治病的"中医研究生"，远有张仲景、李东垣、郑钦安、祝味菊、张锡纯、王清任……近有胡希恕、刘渡舟、焦树德、李发枝、黄煌、娄绍昆……都是我的好老师。

我一边临证，一边把我微小的、经过临床检验有效的方法和方药传播出去，也算是我对中医这个伟大事业的一点小小贡献。

我可能成不了中医界的火炬，但萤火虫之光多了，照样可以照亮天空！

王彦权

2020 年 5 月

# 目录

## 麻黄四逆汤
## 治疗抑郁症

　　董某，男，35 岁，偃师市顾县镇人。身无力，无精神，怕冷，精神恍惚 6 个月。西医诊为抑郁症，经中西医治疗未见效，听人介绍求诊于我。脉沉细无力，诊为少阴证。

　　处方：麻黄 8g，黄附片 15g，干姜 13g，甘草 10g，生姜 3 片，大枣 3 枚。7 剂，每日 1 剂，煎 2 次（首煎不少于 69 分钟，二煎 30 分钟）。

　　1 个月后，患者路过卫生室特意来告知，服药后诸症悉平，已正常生活、工作。

　　《伤寒论》少阴病提纲："少阴之为病，脉微细，但欲寐。"脉微细是指人体真阴真阳不足，但欲寐是指人无精神、似睡非睡、精神恍惚的一种精神状态，恰恰和抑郁症之表现一致。因有怕冷症状，有表证，故加麻黄。本人临床观察，麻黄四逆汤加减治疗抑郁症不只是个案，只要有无力、怕冷、精神不振、脉沉者即大胆用之，往往能起立竿见影之效。

## 加味四妙勇安汤
## 治疗糖尿病足

　　郝某，男，74 岁，洛阳市伊滨区人，2015 年 3 月来诊。

症见左脚大踇趾、第二趾、第三趾，右脚第二趾下方溃烂已20余天，足背青紫暗红，舌体淡胖，苔薄白，脉沉弦数。患糖尿病已10余年，2013年因右侧大踇趾溃烂而在洛阳某三甲医院住院一月余，终因趾坏死做截肢手术愈合后出院。今又患此病，极度恐惧，听人介绍抱着试试看的心态来求诊。

处方：金银花60g，玄参60g，当归40g，甘草20g，黄芪60g，桂枝15g，牛膝15g，丹参15g。7剂，水煎服。

一周后复诊，脚面青紫肿痛明显好转，溃疡面缩小，守方治疗月余，诸症悉平。

糖尿病足患者多表现局部青紫暗红，溃疡面色暗，久久不愈合，舌体淡胖，苔薄白，脉沉弦数。中医辨证：一方面有气虚血瘀，一方面有热毒炽盛。方解：大量黄芪益气，气行则血行，为君药。桂枝、丹参温通活血，促进局部血液循环；金银花、玄参、当归、甘草为四妙勇安汤的组成，清热解毒、活血止痛，共为臣佐药。牛膝引血下行，逐瘀通经为使药。诸药合用，共奏益气活血、清热解毒之功。毒去热清，气血通畅则溃疡自愈。

## 顽固口渴怎么办？
## 请用黑白两味药

妻子一姑妈，60余岁，患糖尿病10余年。一次偶然相遇，问："听说你是中医大夫。我近半年口渴厉害，特别是晚上，口中感觉一滴水都没有，干的直冒火，有啥妙方给我治治？"看其舌质红干，有裂纹，无苔，脉洪大，诊为消渴证。

处方：生石膏50g，生地30g。5剂，每日1剂，煎2次。

5天后她来电告知，服药1天症状即减轻，5剂服完，口已不渴。

此病是典型消渴证之"上消"，病机乃阴虚火旺，方选生地、石膏黑白两味药，黑药生地养阴补水，白药生石膏清热泻火，服后水足火减，故口渴乃愈！

# 桂枝加龙骨牡蛎汤加减治疗失眠、盗汗

桂枝加龙骨牡蛎汤是《金匮要略》虚劳篇中的方子："夫失精家少腹弦急，阴头寒，目眩，发落，脉极虚芤迟，为清谷，亡血，失精。脉得诸芤动微紧，男子失精，女子梦交，桂枝加龙骨牡蛎汤主之。"主治失精患者阴亏日久，阳气随久泄而虚损，阳失去阴的涵养则浮而不敛，阴失去阳的固摄则走而不守，以致心肾不交。本方重在调整阴阳！白天属阳，晚上属阴，晚上阳气归阴，方能呼呼大睡。阴阳不调，阴虚则火旺，阳虚则虚阳外越，均可迫津外泄，故盗汗。本方中桂枝汤调和阴阳（桂枝、甘草辛甘化阳，芍药、甘草酸甘化阴）；龙骨、牡蛎潜阳入阴，交通心肾。方义正合失眠、盗汗之病机，故本方对失眠、盗汗也疗效如神！

加减：如合并抑郁（身无力，无精神，怕冷，性功能低下，脉沉细等症），加四逆汤；如口干渴，大便干，舌红少津，阴虚火旺较重者，加百合、生地；如兼见大便溏薄，下坠，舌苔白腻等脾虚湿盛者，加理中汤；如兼见心悸，舌红少苔，加生脉饮；如盗汗严重，睡着汗出如洗，加附子，并重用黄芪；如头痛，干呕，加吴茱萸。

案1　杜某，男，54岁，洛阳市寇店镇人，2015年3月就诊。严重失眠10余年，盗汗，易惊，身无力，无精神，曾在洛阳几家大医院按抑郁症住院数次，吃镇静类药物无数。就诊时，刚从一精神病医院出院，失眠不轻反重，舌质淡红，苔薄白略腻，脉沉细无力。

处方：桂枝18g，白芍18g，生龙骨25g，牡蛎25g，黄附片（先煎1小时）15g，干姜12g，甘草10g，生姜3片，大枣3枚（引）。

7剂后，患者反映失眠明显好转，身已有力。守方稍随症加减40余天，诸症基本消失，已带领七八人成立一小建筑队承包工程，正常工作，10余年之困终获解放！

案2　杨某，男，43岁，洛阳市庞村镇人，2017年1月来诊。盗汗5年余，每晚入睡则汗出如洗，身无力，面色黧黑，休息不好，稍心悸，舌质红，苔薄白，脉沉细略数。

处方：桂枝 18g，白芍 18g，龙骨 25g，牡蛎 25g，黄附片（先煎一小时）13g，黄芪 30g，百合 15g，生地 15g，丹参 10g（面色黧黑，久病必瘀，久病必虚，"一味丹参，功同四物"，养血活血，故加此药）。每日 1 剂，煎 2 次。

7 剂服完，盗汗已愈，守法守方，再开 7 剂，嘱患者 2 天 1 剂，巩固疗效。

## 附子麦门冬汤治疗干咳

**案1** 杨某，女，70 岁，洛阳市庞村镇人。2014 年春节后因右手活动不利入住偃师某医院，CT 示脑梗死，住院第 3 天突发剧咳、胸闷、呼吸困难，医院按院内肺部感染治疗一周不效，遂转至洛阳某三甲医院住院治疗，做肺部血管造影，诊为肺栓塞，又住院半个月，用西药华法林、多索茶碱等效果不佳，无奈带病（仍咳嗽剧烈）出院，出院时再次做肺部 CT，显示肺部大面积纤维化。从此开启了 3 年漫长的治咳之路，中间也多次在郑州省级名院住院多次，均效果不佳。2017 年春节前一周，又因剧咳、夜不能平卧、胸闷而入住洛阳某三甲医院，按心衰、肺纤维化住院 7 天，不效而出院。

来诊时，患者极度虚弱，行走无力，声音低微，双目无神，昼夜咳嗽，干咳无痰，胸闷，自述咽喉不利。舌质红干，无苔，脉极沉细无力。诊为肺痿。

处方：麦冬60g，半夏8g，红参9g，黄附片10g（久煎1小时），生姜3片，大枣3枚。5剂，每日1剂，煎2次。

5日后复诊，患者已笑脸相迎，说话有力，咽喉不利、咳嗽明显缓解，舌质虽还红，但已有一层轻薄之白苔，脉趋和缓，守方治疗月余，诸症基本稳定。

**案2** 贾某，女，66岁，洛阳安乐镇人，2017年3月6日来诊。在等待就诊的一小时中，不停地剧烈咳嗽，干咳无痰。自述咽部不利，反复咳嗽20余年，每年有2个多月特别严重，这次来诊前已在洛阳某医院按哮喘住院月余，中西药所服无数，但均不效。咳嗽时两腿发软，心慌气短，说一句话要被咳嗽打断数次，舌质红，无苔，脉沉无力。

处方：黄附片10g（先煎1小时），麦冬60g，半夏9g，红参9g，生姜3片，大枣3枚，7剂，每日1剂，煎2次。

3月14日来复诊：告知服药到第3日，咳嗽停止，因被咳嗽吓怕，故服药后又来诊。问其咽喉已利，腿已有力。舌质淡红，苔薄白，脉和缓有力。遂又开7剂，嘱两日1剂，巩固疗效。

两例患者均有咳嗽日久，咽喉不利，胸闷，身无力，舌红无苔，脉沉无力等症。我分析因有咽喉不利，舌红无苔，说明有肺胃津伤，津伤则不能濡润肺、咽，故咳。这让我想起《金匮要略》肺痿篇"火逆上气，咽喉不利，止逆下气，麦门冬汤主之"条文，故用麦门冬汤为主。又分析因有咳嗽日久、身无力、胸闷等症，说明有肾阳不足，肾不纳气，故加附子为佐，一可以固肾纳气，二又可协同人参载麦冬等阴药上行。总之，只要临证见久咳不止、咽喉不利、身无力、舌红少苔、脉沉无力之肾阳不足，肺胃阴伤之咳嗽即放胆用之，常获佳效！

## 没用一味活血药，<br>却把"血栓"治好啦

李某，女，48 岁，洛阳市庞村镇人。2016 年春节前右下肢肿痛 10 余天来诊，怀疑静脉血栓，因怕引起肺栓塞危及生命，故嘱其到某三甲医院住院检查治疗，确诊为下肢静脉血栓，住院 20 余天，缓解后带口服药（华法林、阿司匹林等）出院，无间断服药半年余。2016 年 11 月因腹痛再次入住同一医院，确诊为门静脉血栓，住院月余出院；又口服溶栓药、健胃药两月余不效，因极度痛苦遂再次求诊于我。

症见面色、口唇极度青紫。自述身极无力，少腹痛，胃脘满闷，大便溏薄，时有脓便，有下坠感，呃逆，食少纳差。舌质紫暗，苔白厚腻，脉沉无力。诊为太阴少阴合病。病机脾肾阳虚，脾失健运，湿阻中焦合并阳虚血瘀。治则：顾护中焦，提振元阳。方选附子理中汤合小建中汤加减。

处方：党参 15g，白术 15g，茯苓 20g，甘草 10g，黄附

片 15g（久煎 69 分钟），干姜 13g，桂枝 15g，白芍 30g，半夏 15g，砂仁 10g，丁香 3g，生姜 10g，大枣 3 枚，每天 1 剂。

服药 7 天后大便已成形，10 天后已无下坠感，饭量大增，身已有力，守方随症稍加减治疗月余，诸症消失，最关键的是面色、口唇已趋红润。于 2017 年 4 月 3 日再次去医院检查，各项指标正常。本病从病史、西医诊断，以及面色、唇色青紫看，属瘀血无疑，但中医人眼中的风景则恰恰不同——太阴之为病，腹满而吐，食不下，自利益甚，时腹自痛……虚劳里急，腹中痛……小建中汤主之。典型的肾阳不足、中焦虚寒之太阴少阴合病，故选附子理中汤合小建中汤加减。

肾为先天之本，肾气充足，则机体才有生生不息之原动力；脾胃为后天之本、气血生化之源，脾肾强壮，气血充实，不祛瘀血则瘀血自去。虽方中未用一味活血药，可"血栓"却真的治好啦！

## 患者是最好的老师：
### 一张治疣妙方

我爷爷（已故当地自学土名医，20 世纪 50 年代曾用 8 剂中药治愈一例空洞型肺结核患者，而轰动一方）曾说："啥是老师？对于医生来说，患者是最好的老师。为啥这样说呢？患者吃完药后的反应，患者自己的经验最有说服力。病好了，我们可以总结经验；病没好，问患者其他医生是如何治好的，我们可以学习他人之经验。所以说，患者是最好的老师。"爷爷的话，到我这里的确得到了验证。

两年前的一天上午，刚开诊，来了一位患者说："大夫，我腿上出了一片瘊子，看用点啥药？"我一看，患者左腿出现巴掌大小一片暗色区，上面出现数个大小不等的疣状物。患者自述这一片皮肤半年前患湿疹，可能是抹激素药膏引起的。我是内科大夫，擅治内科杂病。根据经验，对扁平疣这种皮肤病，内服中药方消疣汤（桑叶、菊花、夏枯草、黄芩、紫草、板蓝根、益母草、牡蛎、珍珠母、代赭石等）效果还是很好的。但大多数患者认为，扁平疣毛病不大，不愿服用汤药。我正在思考如何跟这个患者沟通时，在旁边候诊的另一患者说话了："这病好治！我就得过此病，激光做了数次、中药内服半年余效果都不好，容易反复，最后听别人告知一单方——鸦胆子捣碎，用75%酒精浸泡外涂，早晚各一次，不到两个月就好了。"这个患者一听这么神奇，就说："大夫，您也给我配点试试。"我心想，《中药学》上说鸦胆子有治鸡眼作用，肯定也能治疣，患者又实际用过，我何不一试。于是就免费为患者配了一小瓶，并告知："不收你的钱，就当作试验，但有个条件，如病好了，记着来告诉我一声。"患者连声道谢："那一定，一定……"

半年后的一天，我早把这事忘到九霄云外去啦，这个患者却突然出现了："大夫，那药神得很，用了一个多月，您看，扁平疣不仅好了，连原来湿疹遗留的一片黑暗皮肤也抹好啦……"

在近两年时间里，我光用这个简单、方便、实用之妙方治愈了数十例扁平疣患者。还是爷爷说的对——患者是最好的老师！

## 桂枝龙牡汤合芪附生脉饮 治疗心律不齐

李某，男，42岁，偃师缑氏镇人，2017年3月12日因心悸来诊。主诉胸闷，腿无力，怕冷；观其面色黧黑，口唇青紫；听诊心率每分钟45次，严重心律不齐。舌质红，苔白略腻，脉结代无力。证属肾阳不足，心阳不振，伴气阴两虚、血瘀。方选桂枝龙牡汤合芪附生脉饮加味。

处方：桂枝18g，甘草18g，丹参15g，党参15g，麦冬15g，五味子10g，白芍18g，龙骨15g，牡蛎15g，黄芪15g，附片10g（久煎69分钟）。

7剂后诸症减轻，14剂后心律已基本整齐，身已有力，面色、口唇转红润，继服善后。

芪附生脉饮补阳益阴，桂枝汤调和阴阳，龙骨、牡蛎潜阳归阴，阴阳调和则心悸（心律不齐）乃愈。

# 姜良子饼：
## 妈妈的消食积良方

小时候，妈妈隔一段时间总要烙姜良子饼给我们吃，其制作方法：取姜良子（中医称二丑或牵牛子）碾碎，和面加盐、五香粉少许，摊饼厚约半毫米，麦秆火烙，先武火后文火，很快颜色微黄、脆酥味香，即可入口。不能多吃，一般小孩子（1～7岁）吃1/4至半块为宜；体质壮实者，可吃一块。吃完2小时后，一般腹泻1～2次，畅快无比。此饼治食积、肉积疗效如神！记住，这饼可神奇了，消食一般无腹痛，不难受，比一些消食的中成药效果要好多了。

# 生化汤加减
## 治产后眼干

一女，26岁，产后月余，眼特别干涩，十分痛苦，舌质红，苔薄白，脉沉细弦。

处方：当归15g，川芎10g，桃仁6g，甘草6g，菊花3g，麦冬15g，熟地15g。5剂愈。

产后多瘀，产后多虚。瘀是血瘀，虚要细辨。肝开窍于目，肝受血而能视。肝血不足，则肝窍干涩。该方以生化汤为底方，临证化裁。生化汤是傅青主治疗产后诸疾的总方，化瘀补虚，加菊花清利头目，加麦冬、熟地增强补肝血之力，去炮姜除其燥热之弊。全方共奏祛瘀养血明目之功，药对其证，故效如桴鼓！

## 方法比方子更重要：
## 经方加减治疗静脉曲张性腿痛

郝某，女，81岁。左小腿静脉曲张数年，肿胀疼痛2年余，加重半个月。来诊时已无法独立行走，疼痛剧烈，症见膝盖内下方有一直经约3cm大小血管隆起、拒按；小腿内后侧有多处蚯蚓状静脉曲张，小腿及足踝部水肿、局部颜色变暗，有困、重、怕冷感。舌质淡红，苔薄白，脉沉无力。

处方：麻黄8g，附子12g（先煎1小时），细辛8g，白芍40g，甘草10g，当归12g，丹参10g，鸡血藤15g，牛膝10g，桃仁6g，红花6g。

服药1周，诸症大轻，已能独立行走。守方治疗月余，疼痛及膝盖下血管隆起消失，小腿内后侧蚯蚓状静脉曲张基本痊愈。

此病多由于夏天趟冰水，或卧冰地休息，或天冷衣着单薄；或年龄大，阳虚体质，复感外寒引起。总之，"局部受寒，寒凝血瘀"是此病的主要病机，故温通活血为其主要治则。此方乃麻黄附子细辛汤合芍药甘草汤加活血化瘀药组成。麻黄、附子、细辛三味是温通药中之猛将，麻黄温中兼散（寒邪），又可利水（有水肿）；附子为温阳第一要药，为活血提供动力支持，并可散寒止痛；细辛味辛，有走窜之性，通络之力，无药能敌。三药共奏温（阳）、通（阳），散（寒）、利（水）、助活（血）之功，故为君药。芍药甘草汤，缓急止痛治标，并可酸甘化阴，防麻、附、辛燥热伤津，为臣药。当归、丹参、鸡血藤、桃仁、红花养血活血以佐助。牛膝引药到下肢，并有补肝肾、强筋骨、祛风湿、止痹痛之用，为使药。全方共奏温阳、散寒、祛瘀、活血、养血、利水、通络、止痛之功。因方对其证，故疗效自佳！

有成方，无成病，临证如病有变化，或兼证不同，或体质差异等变化时，此方可大胆变化加减。我想告诉您的只是一种治病思路而已，并非一个妙方！

## 单方治大病：
## 一张治癌效方

在民间流传这样一句话——单方治大病！我作为一名乡医，也早有耳闻，但一直不以为然。不过，6年前的一次治病经历，让我彻底相信了"单方"有时确能"治大病"！

2011年初，邻村一岳姓患者（70岁）在女儿陪同下来诊。患者患胃癌（在某三甲医院确诊）数月，因自己知道所患之病不好，对治疗失去信心，又极力反对手术、放化疗等西医方法，故一拖再拖。来时症见恶心，胃部有烧灼感，消瘦，食欲不振，胃脘部疼痛，有时有柏油样便……因患者恶喝中药汤剂，只好开一单方试试。以前高龙村一食管癌患者，曾告诉我用单方"守宫三七粉"治疗自己的癌症，已用了10余年，疗效不错。想到《中药学》所讲守宫（俗称壁虎）可软坚散结抗癌，三七能止痛散瘀止血，故开守宫500g，用小米炒黄（去除守宫之油，又《本草纲目》讲小米有益肾气、养胃气之功用），除去小米，加三七500g共打碎为粉，每服5g，1日2次。服上方两个月后，患者来告知，诸症减轻，遂再配一料……就这样，患者一直服到现在，虽未再做检查，可面色红润，食欲正常，全身不痛不痒……

这几年中，我还用此方给一48岁胃癌手术后癌细胞转移患者服，患者已存活4年余，目前健康生活，平时还能正常上班干活。此外，还有一子宫癌切除术后肺转移患者，已服此药1年余，现还在服用，疗效正在观察中……

别的不说，光第一例患者，就说明了——单方也可治大病！

## "开心强心汤"
## 加减治心衰

"心衰"在疾病中当属危重之证，听起来就十分吓人。为什么呢？因为大家都知道，心脏是我们人体的发动机，发动机坏了，那我们人体这个"车"也就失去了动力，危害之大，可想而知。可就是这样的危重之证，我平时运用经方加减治疗却取得了非常好的效果！

"心衰"一词，全名"心功能衰竭"，又叫"心功能不全"，是个西医病名。临床常见症状：胸闷，咳嗽，喉部不适、有痰，稍活动即加重；有时伴有喘息，不能平卧，下肢水肿，身无力；有时心悸，怕冷，稍动汗出，面色晦暗，口唇青紫，脉沉无力等。按八纲辨，属阴证，表里同病，虚实夹杂，寒证居多；按六经辨，为太阳少阴合病；按脏腑辨，常见心、肺、脾、肾同病；按方证辨，常见麻附细辛汤证、小青龙汤证、四逆汤证、真武汤证、桂枝加龙牡汤证。根据以上辨证总结，阳虚有表寒，兼痰饮、瘀血为本病主要病机。据此，我临床常用一方加减来治此病。此方名暂定为"开心强心汤"。为啥叫此名呢？一是此方确有强心作用；二是患者喝了此汤，常获佳效，开心无比。药物组成：麻黄 8g，桂枝 15g，干姜 12g，半夏 15g，白芍 15g，黄附片 18g（久煎 86 分钟），细辛 8g，五味子 10g，丹参 12g，龙骨 18g，牡蛎 18g，茯苓 20g，白术 20g，甘草 10g，生姜 15g，大枣 3 枚。

本方以四逆汤为君，提振机体阳气，增强心肌收缩力。小青龙汤与真武汤为臣，解表化饮，补肾利水，减轻心脏后负荷；桂枝加龙牡汤，既可调和营卫，通畅内外，又可潜阳固阳，还可定悸，共为佐使药。加丹参一味，功同四物，养血活血，属增效之剂。此方用药，包括剂量，医家可随证适当加减。比如汗出过多，可减麻黄，加龙牡、附子量；心悸明显，可加大桂枝、茯苓量；血瘀明显，可加川芎，并加大丹参用量；如身极无力，附子可用至 30g 或更多；如痰多严重，半夏、茯苓、细辛、干姜也可突破常规，加大剂量；失眠重，可加枣仁等。

王某，男，52 岁，洛阳市庞村镇人。2016 年 5 月来诊。来诊时因心衰刚从偃师某医院出院，症见：身极无力，胸闷，快走两步即上气不接下气，咽部不利，有痰，休息不好，面色晦暗，口唇青紫，脉沉微。听诊心率缓慢，肺部有湿啰音。

处方：附子 25g（久煎 96 分钟），干姜 10g，茯苓 20g，白术 20g，白芍 15g，麻黄 8g，细辛 8g，桂枝 12g，龙骨 20g，牡蛎 20g，枣仁 15g，丹参 15g，川芎 15g，甘草 10g，生姜 15g，大枣 3 枚。

服药 7 剂，诸症大轻。守方随症加减，服药两月余，诸症悉平，现已正常工作。

## 养阴清肺汤加桔梗
## 治疗扁桃体炎、咽炎、声嘶

案 1　医生友人儿子，16 岁，咽痛、高热 3 天，经输液头孢、清开灵不效，遂求诊于我。

处方：生地 12g，玄参 12g，麦冬 12g，白芍 12g，贝母 10g，薄荷 6g（后下），丹皮 10g，桔梗 10g，甘草 10g。

服 1 剂而愈。

案 2　许某，女，50 岁。咽部不利，声哑 3 年余。舌质红，少津，脉细数。

处方：生地 10g，玄参 10g，麦冬 10g，薄荷 6g（后下），贝母 10g，丹皮 10g，白芍 10g，桔梗 10g，甘草 10g。每天 1 剂。

服药半个月，诸症消失。

扁桃体炎、咽炎、声嘶，大多由于肺肾阴虚，虚火上炎所致。方中生地、玄参、麦冬、白芍滋阴补水，丹皮、薄荷清热利咽，贝母清肺化痰，甘草、桔梗解毒利咽，全方共奏养阴清热利咽之功。临证只要见咽干、咽痛、咽部不利、声音嘶哑、舌红少津之症，大胆用之，常获佳效！

## 产后癃闭用三招：
## 提壶揭盖、养血逐瘀、温肾利水

产后癃闭，西医称产后尿潴留，主要症状为小便闭塞，点滴不通。此病患者非常痛苦，西医常用导尿法，虽能解一时之急，却不是长久办法。我通过临床观察，此病多因产后气血亏虚、血瘀、肺气失宣、肾气不足引起。气虚则气机升降失衡，肺气失宣，不能通调水道，下输膀胱；产后多虚，产后多瘀，瘀则不通；产前一盆火，产后一块冰，生产最易伤阳，肾阳不足则不能化气行水。故治疗此病当用三招：提壶揭盖（宣肺利水）、养血逐瘀、温肾利水！

方药：杏仁 12g，苏叶 12g，枇杷叶 12g，当归 10g，川芎 10g，桃仁 10g，甘草 6g，黄附片 8g（久煎 1 小时），茯苓 10g。

方解：杏仁、苏叶、枇杷叶宣肺利水，提壶揭盖；当归、川芎、桃仁、甘草即生化汤之变方，养血活血逐瘀；附子、茯苓温肾利水。全方共奏宣上温下、养血活血、利水之功。气机宣畅，肾气充足，气血调和则小便自利！

李某，39 岁，偃师县城人，2017 年 6 月 10 日来诊。自述二胎产后 9 天，小便一直不通，靠导尿管排小便，来时刚从医院拔尿管后出院，依旧不能自主排尿，汗多。口唇稍青，舌质淡红，苔薄白，脉沉无力。遂开上方 5 剂。2017 年 7 月 3 日，其丈夫陪亲戚又来看病时告知，其妻子服上方 1 剂，小便即通；5 剂服完，诸症悉平！

# 三说附子

一说附子：附子是一味毒药，但只要辨好、用好、煎好，更是一味好药、效药、妙药！

我临床也喜用附子，常量一般 3 ～ 15g，16 ～ 20g 算较大量，20g 以上算大量。煎煮法：常量 69 分钟；较大量 86 分钟，20 ～ 30g 煎 96 分钟以上；最大量，用过 56g，煎 2 小时，救治一肺癌心衰呼衰重症，很有效，服后精神好转，但副作用有鼻子冒火 3 天，得用冰袋外敷。附子证包括阴证、寒证、虚证、瘀证、湿证、痛证，附子可治的病证包括痹证（包括风湿性关节炎、类风湿关节炎、腰椎病等各种痛证）、少阴证（身无力、无精神、脉沉细，也包括多数抑郁症）、心脏病（心衰、风心病、肺心病、冠心病）、妇科病（痛经、盆腔炎、不孕、产后癃闭等）、血管类病（周围血管病、脉管炎、坏疽、门静脉血栓等）、呼吸系统病（久咳、肺纤维化等）、汗证（自汗、盗汗等）、顽固失眠阳虚证、脾胃病（结肠炎、胃炎、久痢等）……

附子好用，但用量得有度，并严格遵守煎煮法。用得好，附子既是破敌的猛将，又是以柔克刚的太极高手。总之，用好附子，是临床提高疗效的关键！附子治病利远大于弊！

二说附子：夫附子一物，大毒之药。中医中药的特点，即以毒攻毒。正因为其大毒，乃有大效。《内经》曰："大毒治病，十去其六；常毒治病，十去其七；小毒治病，十去其八；无毒治病，十去其九。谷肉果菜，食养尽之，无使过之，伤其正也。"附子既然是治疗多种疑难重症的猛将，肯定毒副作用也不小，所以既要有预防其毒副作用的方法，还要有救其中毒的经验。

先说说预防附子毒副作用的方法：①治病宜小量开始，看患者适应情况逐渐加量，一般首次以 3 ～ 15g 为宜。②配伍：甘草、干姜、生姜、大枣此四味均可解附子之毒，同时又可助附子之用。我临床常量用附子时，同时配伍同量之甘草、干姜、生姜、大枣；如遇阳明有热，干姜、生姜不用时，甘草、大枣量加倍；如特殊患者，附子用 20g 以上时（一般不超 30g），甘草一味适当加量，甚至 1 倍于附子，大枣、生干姜多同用。③煎服法：久煎，时间我已说过，只能长不能短。另外，如煎药中间水少了，要加热水，不能加冷水，如加水则煎煮时间也要适当延长（意思同足球赛伤停补时）。④口尝，药煎好时，口尝以不麻舌为度；如麻，可延长煎煮时间。

一般情况下，如果做到上边几点，用附子还是很安全的。一旦附子中毒，可用绿豆、甘草各 100g 煎水；另兑蜂蜜适量，口服解毒。

三说附子：用药之事，生命所系，二论还嫌不足。对于超常规所用附子之人，应告其附子的正副作用，尤其是强调其副作用、中毒症状、预防方法和解救措施，包括必要时到医院抢救等。这要作为常规，以做到万无一失。

## 从头到足用附子

附子是一味好药，更是一味显效药，其治病利远远大于弊!

咱今天从头说起。凡头痛日久,面暗唇青,怕冷干呕,无口干、苦、臭,大便不干结,脉沉紧者,我常用麻黄附子细辛汤合吴茱萸汤加川芎,其效果好并且显效很快;头晕,恶心,舌苔白厚腻,相当于现代西医讲的梅尼埃综合征患者,其中相当一部分有使用真武汤的机会,效果甚好,当然也得符合阳虚水泛的辨证;失眠患者,白天无精神,晚上睡不着,怕冷,身无力,阴证明显者,我常用桂枝加龙骨牡蛎汤加附子效佳,如伴口干、舌红、心烦,心肝胃火旺兼见下元不足者,在上方基础上可佐百合、地黄、栀子、黄连等清上温下,寒温并用,常出奇效;我还用附子理中汤加熟地,治一老年人脑梗死后引发痴呆,一周即大效,用药不足一月,彻底恢复,正常洗衣做饭,与人聊天;抑郁患者,麻黄四逆汤也能出奇效……

颈椎病,在葛根汤、桂枝加葛根汤基础上少佐附片,止痛效果更佳。

咳嗽日久,咽痒,咳吐白稀痰或白泡沫痰,小青龙汤加附子,经典配伍,效果好;心包积液、肺积水、胸腔积液、心衰、肺心病只要现阳虚痰湿为患,小青龙汤合真武汤应用机会甚多,且常现立竿见影之效。

胃脘痞满,身无力怕冷,局部(胃)热,全身寒(全身机能沉衰),附子泻心汤,仲师开创芩连配附子,寒温并用,标本之作,对临床不仅有实效,更有示范及启发意义;大便溏薄，完谷不化，1日数次，腹痛喜按，太少合病，附子理中，又一经典组合，此方服下，不仅肚子好了，人往往精神振作，工作效率提高。很多患者反映，服此方后，多年怕冷、冻手、冻脚的毛病也不见了。

少腹痛，特别妇女不明原因之小腹痛，用当归芍药散加附子效佳，当然男子如见少腹冷痛也可试用。

下肢静脉曲张，坏疽，阴疮口不长，晚上脚暖不热，腿凉痛，麻附细辛汤配芍药甘草牛膝汤或当归四逆汤，用上即效。

……

一说附子，就兴奋，从头说到足，不吐不快。

## 中医用药，
## 该对证，还是对病

欧大姐，女，56岁，高级工程师。2017年7月7日从深圳来诊。自述30年前因备考研究生熬夜引起失眠，中间寻医问药（常用安神定志类药），均不效。症见口干口苦，身怕热，心内发热起急，心烦意乱，头面烘热汗出，便干，舌质红，苔薄白略黄，脉弦数。

处方：柴胡13g，黄芩13g，半夏12g，大黄4g，枳实10g，白芍15g，生石膏50g，珍珠母15g，龙骨20g，牡蛎20g，代赭石15g，牛膝10g。10剂，每日1剂，煎2次。

服后患者反馈：服药开始，大便即通畅，便下黑浊臭秽，便后自觉浑身畅快；服药2天，睡眠已开始改善；服药八九日，大便由黑转黄，口苦口干、心烦起急、烘热汗出等症状明显好转，特别是晚上休息已基本正常。因患者病之日久，怕效不牢固，守方微调，继用药20剂，失眠愈！

患者失眠30年，用药不效（大多用安神定志类药）。其症口干口苦、大便干、心中发热、舌红、脉弦数，典型少阳阳明合病，大柴胡汤首选；肝胃火热太过旺盛、上扰心神则心烦意乱，上攻头面迫津外泄则头面汗出，故加珍珠母、生石膏佐助清降肝胃之火；代赭石、牛膝、大黄釜底抽薪，引热下行；龙骨、牡蛎平肝潜阳，安神定志。全方共行疏肝和胃、泻热安神之用，虽病久用泻法，因方证对应，故效如桴鼓！

前几天，一西医朋友问我，某病用啥方。我说，中医看病，应病证结合，精髓是方证对应，比如失眠病，可能出现小柴胡汤证、归脾汤证、桂枝龙牡汤证，甚至出现四逆汤证、白虎汤证、大柴胡汤证等，"有是证，用是方"就对了！如果"有是病，用是方"，见失眠就用酸枣仁汤，那大方向就错了！

## 胡桃夹综合征
## 治验一则

胡桃夹现象，也称"左肾静脉受压"，是指左肾静脉回流入下腔静脉过程中，在穿经由腹主动脉和肠系膜上动脉形成的夹角或腹主动脉与脊柱之间的间隙内受到挤压，常伴有左肾静脉血流速度的下降、受压处远端静脉的扩张。当胡桃夹现象引起血尿、蛋白尿和左腰腹痛等一系列临床症状时，称为"胡桃夹综合征"。

这病很稀奇，可却叫我遇上了……

曲某，男，20岁，偃师市顾县人，2016年6月25日来诊。肉眼血尿月余，在洛阳一部队医院、郑州某大学附属医院均诊为胡桃夹综合征，住院保守治疗不效，准备采取手术治疗。因患者于2015年9月曾尿血一次，在我处中药治疗7日即愈，遂又来我处。诊见舌质红，苔薄白少，脉细数。患者专门小便一次让我看，尿色鲜红，症、舌、脉同前，故查上次处方，照方又开7剂。7日后电话告知，愈。

2017年年底，患者陪母亲来看病，讲一年多来，一切正常！

当时处方：生地15g，熟地15g，山药10g，山萸肉10g，知母10g，黄柏10g，黄芪15g，白芍20g，赤芍15g，仙鹤草10g，白茅根30g。每日1剂，煎2次。从患者尿色鲜红，舌质红，脉数看，有火热之象；患者尿血量大，损及阴血，苔薄少，脉细，属肾阴不足；火旺则伤阴，阴虚则火更旺，故选知柏地黄汤为基础方以滋阴降火；因患者尿血严重，正气怕已不足，故去茯苓、泽泻、丹皮之三泻，加生地、赤白芍以增养阴降火之效；有形之血不能速生，无形之气所当急固，况气能摄血，故加黄芪；急则治标，止血是治疗此病第一要务，故加白茅根、仙鹤草二药以清热、收敛止血治标。全方共奏滋阴降火、凉血止血、益气固本之功。因方药与病机、方证、药证相对，故效如桴鼓！

我对西医知识知之甚少，核桃夹综合征也是头一次听说，可实践表明，用纯中医辨证用药，还真的就把这个病治好了！因此病临床少见，经验十分难得，故不敢私藏，公布于众，供中医同行们参考，希望能造福更多患者！

## 大柴胡汤合方
## 治精神病案

赵某，女，20岁。精神失常4年，服西药不效。症见：一边独言独语，一边烦躁走动，晚上烦躁起急，不睡觉，面色晦暗，时有瞪眼表现，大便稍干，舌质红，苔薄白，脉沉无力。

辨证：既有少阳阳明之实、热、瘀之标，又有久病正气不足之少阴虚寒之本。故选大柴胡汤合四逆汤、桃核承气汤加减。

处方：柴胡10g，黄芩10g，半夏18g，白芍10g，大黄6g，枳实10g，桂枝15g，茯苓15g，桃仁10g，附子10g，干姜15g，甘草12g，生姜3片，大枣3枚。7剂，每日1剂，煎2次（首煎不少于69分钟，二煎40分钟）。

服上方 7 剂后复诊如换一人，面色红润许多，独言独语基本消失，眼光已柔和接近常人，在等待取药期间，未见狂乱。其母亲讲，晚上睡得很香、很美，诊其脉象，已缓和有力。效不更方，又开 7 剂巩固。

## 参芪四（物）四（逆）汤 治疗重度贫血

李某，女，35 岁，偃师市高龙镇人，2017 年 9 月初来诊。重度贫血，面黄，耳朵苍白，皮肤黄，手发黄，少气无力，腿无力、怕冷，舌淡红，苔薄白，脉沉。有乙肝、肾病病史。嘱其去医院输血，患者不去，因对我十分信任，非让我开中药调调，只能开中药一试。

处方：附子 6g，干姜 6g，甘草 15g，黄芪 15g，红参 6g，当归 10g，白芍 20g，熟地 40g，川芎 10g，大枣 3 枚。7 剂，每日 1 剂，煎 2 次（首煎 1 小时，二煎半小时）。

7 日后复诊，身已有力，诸症大减轻，继续守方巩固。

四物汤为补血基本方，故为君；因患者贫血严重，又少气无力，故加参、芪补气助生血为臣；腿困，怕冷，肾阳不足，故佐四逆汤，一可温肾助阳，又可阳助阴长、阳中求阴，还可防归、地、芍类滋腻碍胃，静中有动，并可通过肾之原动力把归、地、芍类阴药输布全身，加强补血作用。因方证对应，故效如桴鼓！

# 顽固头痛，经方治验

**案 1** 李某，女，67 岁，洛阳市伊滨区寇店人，2017 年 9 月 22 日来诊。头痛几十年，自述为止痛，服感冒冲剂有一三轮车之多，每天都要服上几袋方好受。症见大便干结，失眠，口干苦，舌尖有瘀点，苔白腻，脉弦沉紧。辨证：头痛几十年（日久），舌有瘀点，脉沉紧，有寒有瘀，吴茱萸汤证；大便干结，口干苦，脉弦，少阳阳明合病，大柴胡汤证；失眠，有寒瘀，又有实热，阴阳不调和，桂枝加龙牡汤证。

处方：柴胡 12g，黄芩 10g，大黄 12g（后下），枳实 10g，半夏 18g，白芍 18g，生姜 10g，吴茱萸 6g，党参 15g，川芎 20g，桂枝 18g，生龙牡各 18g，甘草 10g。5 剂，每日 1 剂，煎 2 次。

2017 年 9 月 28 日复诊，几天来未服一袋感冒冲剂，头痛若失，又开 5 剂，巩固疗效。

此案再次表明，方证辨证是临床辨证的尖端。

**案 2** 李某，女，67 岁。头痛几年，伴怕冷，嗜睡，每天吃过早饭即想睡觉，面暗，口稍干苦，血压 160/80mmHg，舌质淡红，稍有花剥苔，脉沉弦。

处方：吴茱萸 8g，党参 15g，甘草 12g，麻黄 6g，附子 8g（久煎 69 分钟），细辛 3g，川芎 15g，牡蛎 30g，白芍 30g，大枣 5 枚。7 剂。

2020 年 5 月 21 日患者复诊言：服上方两日头痛即止，嗜睡消失，观其舌象，花剥苔也明显好转，又量血压，150/80mmHg。

此患者头痛为主症，因伴明显怕冷、嗜睡之表现，大方向为阴寒之证，故用麻黄、附子、细辛助阳散寒、温通经络，用吴茱萸汤散寒止痛；口干口苦，肝胃火旺，其选方还得对应头痛之主症，方选性凉的四味芍药汤，因头痛为主症，故以川芎易丹参，引药直达病所，此方不仅敛阴活血、缓急止痛，更可制约麻黄、附子、细辛、吴茱萸辛燥之性。全方温通为主，兼以敛阴活血。因方证对应，故取佳效。

## 顽症痼疾，师法仲景

今日所说的病证，我行医 20 余年来，一共只见过两例。

第一例：5 岁发病，来时已病 20 余年，北京、上海各大医院用平肝息风、化痰通络、活血等法均不效，听人介绍，来我处诊治。患者除了头不自主运动之外，无症可辨。我采用郑钦安的学说，用四逆汤法，初用一剂显效，可再随症加减治之，患者服了几个月，还是原样。因为看病，患者全家都和我成了朋友，对我也十分信任，可我最后却没把病给治好，感到十分对不住患者，对不住患者的父母，因为我心里特别清楚，孩子有病，对一家人意味着什么……

**第二例：** 苗右，女，40 岁，舞蹈老师，2017 年 9 月 19 日来诊。头不自主运动 3 月余，头不停向左扭动。自述刚起病时，头转向左侧，复不了位，经一大夫手法复位和针灸 1 次，患者当时因听见复位时脖子"咯吧、咯吧"的响声，加上针刺时害怕，头遂开始不自主高频率地向左转动，并越来越重，颈部两侧肌肉因转动过频而肿痛，多方求医问药不效。失眠，特别害怕，讲病时边哭边讲，怕病越治越坏，情绪激动，越讲越悲观，声泪俱下，呈狂乱状，并严重焦虑，有时汗出，脚冰冷，大便 1 日 1 次，小便正常，月经量少色暗，舌质暗红，苔白略腻，左脉沉无力，右脉弦。

辨证过程：患者虽头摇日久为主症，但此时精神狂乱、悲观哭泣、失眠、焦虑等精神异常表现突出，急则治标，先让患者能睡，情志可控为要。辨为太阳（脖子动、肌肉痛有风、寒之象）少阳（精神焦虑、哭，右脉弦，肝气不舒）少阴（脚冷）合病兼蓄血证（其人如狂），方用柴胡桂枝龙牡汤合四逆汤、桃核承气汤加减。

处方：柴胡 10g，黄芩 10g，桂枝 15g，白芍 15g，龙骨 20g，牡蛎 25g，附子 10g，干姜 10g，甘草 15g，大黄 6g，桃仁 10g，牛膝 10g。3 剂，每日 1 剂，煎 2 次（首煎不少于 69 分钟，二煎 40 分钟）。

服上方 3 剂，于 9 月 22 日复诊。一见面，如换一人，患者面带微笑，已能平静叙述病情，睡觉明显好转，特别是精神由悲观转为乐观，守方又用9剂。

9月30日复诊，头摇明显好转，但出现咽部不适、胸闷，遂去附子、干姜，加半夏厚朴汤。

处方：柴胡10g，黄芩10g，桂枝15g，白芍15g，生龙骨25g，生牡蛎25g，桃仁10g，大黄8g，半夏15g，厚朴10g，茯苓20g，苏叶10g，甘草10g，7剂。

10月7日复诊，我惊奇地发现，患者从进门到诊断、开方、等抓药，半个多小时内，头只轻轻动了两三下……

患者走后，我激动得再也忍不住了，写下了这个医案。这病实在太难治了！病现在虽还没有完全治愈，可目前情况已经算是一个小的奇迹……

通过辨治此案，我更加明白中医人为啥把张仲景称为"医圣"！再次体会了《伤寒论》六经辨证、方证辨证的神奇魅力！再次验证了李可老前辈的真言——顽证痼疾，师法仲景！

## 糖尿病经方治验

杨某，男，57岁，2017年10月9日早晨来诊。尿频3月余，一昼夜24次以上，夜尿十几次，严重影响睡眠；明显消瘦，口渴，怕热，身无力，空腹血糖18.2mmol/L，舌质紫暗、明显干燥表现，苔薄少干，脉沉无力。

辨为少阴阳明合病，方选桂附地黄汤合黑（生地）白（生石膏）二药。方药：生地 20g，熟地 20g，山药 20g，山萸肉 20g，茯苓 10g，泽泻 10g，丹皮 10g，黄附片 12g，肉桂 2g，生石膏 50g。7 剂，每日 1 剂，煎 2 次（首煎不少于 69 分钟，二煎 40 分钟）。

10 月 16 日复诊：早晨空腹血糖从 18.2mmol/L 降至 9.8mmol/L，口渴、怕热均明显减轻，小便一昼夜有 10 次左右，尿频明显好转，身已有力，舌象也红润许多，舌面已有津液，脉和缓有力。守方又开 7 剂，巩固疗效。

此患者有两组主症：①口渴，身热，阳明热病伤津，故均选大量生石膏、生地滋水降火，仿白虎之意；②小便频数，消瘦，身无力，脉沉，少阴肾气不足，津液、精华物质保存不住，用桂附地黄汤阴阳双补，补（阴）中兼固（阳）。用后肾气健，火热清，津液充足。因方证对应，故效如桴鼓！

## 久攻不下，试试补法：
## 顽固胃脘满胀案一则

王某，男，46 岁，偃师市高龙镇人。肚腹胀满数年，吃三两口饭即腹胀，腹大如鼓。自述饭后肚子有如吹气球感，撑胀难受，一难受即泡服番泻叶，用后腹泻，稍减轻，过半天即如常，大便不干也不利，腹肌紧张有压痛，舌质红，苔白腻略黄，脉濡缓。彩超显示：脂肪肝，胆囊炎。用大柴胡汤加减月余，舌苔前半部腻苔减轻，后半部苔腻尚存，腹胀只能减轻，不能消失。2017年10月25日来我处诊。患者来时，我正在看《伤寒论》甘草泻心汤条文："伤寒中风，医反下之，其人下利，日数十行，谷不化，腹中雷鸣，心下痞硬而满，干呕，心烦不得安。医见心下痞，谓病不尽，复下之，其痞益甚。此非结热，但以胃中虚，客气上逆，故使硬也。甘草泻心汤主之。"一见此病，灵感顿时来了，这不就是虚痞证吗？这不就是"医见心下痞，谓病不尽，复下之，其痞益甚"吗？遂开处方：甘草20g，半夏18g，黄连10g，黄芩10g，干姜10g，党参15g，山楂15g，神曲15g，生姜3片，大枣5枚。7剂，每日1剂，煎2次。

2017年11月2日复诊：患者告知：这药一喝，肚子不胀了，吃饭也敢吃了，你看看舌头，后半截的厚腻苔也消失了。肚子你再按按，软和（偃师土语，柔软之意）多啦……

方子重用甘草补脾胃之虚，缓客气上逆；党参、大枣甘缓和中，益气健脾；半夏、生姜降逆和胃消痞；黄芩、黄连苦寒，清其客热；干姜辛温，散其里寒；少佐山楂、神曲消食助运。中气健，升降复，客气不逆，寒热消散，则痞胀自消。

医生看病，虽全心投入，可临床看不好的病还是很多。个人感觉，一个患者，如连看 3 次还不效，就是大方向出了问题，这时就要逆向思考了。就像此例，肚子满、胀、硬用大柴胡、番泻叶久攻不下，大方向、思路不对的多，虚证的可能性大，改用甘草泻心汤加减，一补则愈。

## 患者康复，是医生最大的快乐： 中医辨治一例颈椎损伤引起的瘫痪

秦某，男，40 岁，偃师大口人，2016 年 5 月 1 日来诊。患者来时已瘫痪 1 年多，自述起因是在自家葡萄地干活间隙，睡吊床休息，绳子突然断掉，人摔下，正巧下边一钢管横对着颈部，导致颈椎损伤，当即送某大医院，住院治疗数月。家人因其住院数月，不见丝毫效果，已对他的病失去信心；再者因长期住院，家里已四处举债，经济十分困难，不愿再就医。因其姨妈与我同村，又可怜外甥，遂介绍来我处就诊，药费还是由其姨妈支付……

来诊时，患者双下肢无知觉，左侧上下肢瘫痪，因长期卧床而体胖，思维正常，舌质淡胖，苔薄白，脉沉无力。

诊治思路：久病正气不足，气虚血瘀，方选桂附地黄汤合益气活血药。

处方：黄附片18g（先煎 1 小时），肉桂5g，熟地15g，

山药 15g，山萸肉 15g，茯苓 15g，泽泻 15g，丹皮 15g，黄芪 30g，桃仁 10g，红花 6g，甘草 12g，细辛 8g。7 剂，每日 1 剂，煎 2 次。

5 月 9 日复诊：症状同前，患者感觉身上好像有点力量，舌脉同前。

处方：附子 22g（久煎 86 分钟），肉桂 5g，熟地 15g，山药 15g，山萸肉 15g，茯苓 15g，泽泻 15g，丹皮 10g，黄芪 30g，当归 10g，桃仁 6g，红花 6g，细辛 8g，葛根 30g。7 剂，每日 1 剂，煎 2 次。

5 月 19 日三诊：患者感觉比以前有力，但症状还如以前，大便 5 日一行，脉沉无力有所改善。

处方：熟地 30g，山药 15g，山萸肉 15g，茯苓 10g，泽泻 10g，丹皮 10g，黄芪 30g，肉桂 5g，细辛 8g，葛根 30g，当归 20g，桃仁 15g，红花 6g。7 剂，每日 1 剂，煎 2 次。

患者走后一直没来复诊。我心想，此病可能像西医所讲，颈椎损伤，压迫神经，已定型，不好恢复；或患者服药，效果不好……

无巧不成书，2017 年 10 月 1 日，国庆放假，我带孩子去道盏民俗文化村游玩时，巧遇患者秦某，见其拄着拐杖在散步。患者见到我激动地说："自从在你那里拿药吃了以后，我的手先会动，后来腿也会抬了。我在家绑了个木柱，扶着它天天锻炼，现在生活基本能自理！我有时在家没事，想想你当时对我说的话，一点也不错。你说我久病卧床，损伤正气，气血不通达，先不说治病，先补补肾气，补补正气，活活血，通通经络，调动一下自愈力，中医很神奇的，往往能完成看似不可能完成的任务……"

看到患者康复，是我们医生最大的快乐！

## 温潜、和阴阳法 治疗高血压案

王某，女，53岁，2017年10月30日来诊。血压170/90mmHg，身无力，舌质淡红，苔薄白，脉沉。辨为肾阳不足，虚阳上浮，阴阳不和。

处方：附子13g（久煎69分钟），肉桂3g，桂枝10g，白芍15g，龙骨20g，牡蛎20g，牛膝15g，甘草10g。

服药7剂，血压130/80mmHg，身已有力。辨证过程，患者身无力，脉沉，肾阳不足；高血压，结合肾阳不足，为虚阳上浮。故以附子、肉桂、龙骨、牡蛎、牛膝补阳潜阳，桂枝汤调和阴阳，诸药合用，肾气足，虚阳降，阴阳和，故身有力，血压降，诸症减轻！

# 学医要会"偷"：
## 引火汤治舌辣案

　　彭崇让先生（彭坚老师的伯父）曾说："学医要会'偷'，要'夺人所长'！偷谁的？偷古今名医成功的治疗经验。治病完全靠自己摸索，几十年也出不了头……多读书，勤实践，善于把别人的间接经验转化为自己的直接经验，才能打破常规，迅速成才。"说的真在理。我这些年，就是边"偷"边"验"走过来的。下边讲的医案，用的就是"偷"来的经验，稍做加减，只用了 10 天，就把一顽证搞定了。

　　欧某，女，70 岁，洛阳市区人，2017 年 5 月 28 日来诊。自述得一怪证，半夜舌辣，如吃辣椒，难受至极，已 8 个多月，曾就诊数个大医院，查不出问题，用凉药不效。兼症手心发热，偶有失眠，舌质红，苔薄少，脉细弦。

　　思辨过程：舌辣，有火；用凉药不效，夜晚重，兼有手心热，虚火证；舌红、苔少、脉细弦，阴虚火旺无疑。前几天刚读到陈士铎《辨证录》中之阴蛾证，咽干痛，白天轻，夜晚重，用傅山引火汤治之。病虽不同，机理相通，遂开处方：熟地 20g，麦冬 20g，天冬 20g，茯苓 15g，巴戟天 10g，五味子 10g，柴胡 10g，甘草 6g。10 剂，每日 1 剂，煎 2 次。

　　2017 年 6 月 10 日，患者复诊，诸症消失，随访至今，一切正常。

方中熟地、天冬、麦冬、五味子滋养肺肾之阴；巴戟天温补肾阳，引火归原；茯苓引水下行，导龙归海；加柴胡，疏散退热，开门逐寇，治标之用；甘草一味，用其味甜，一可调和诸药，又可缓其舌辣之感，属对症之品。全方外散虚火以治标，滋阴降火、引火归原以治本，因方机相合，故取佳效。

通过此案，我心想，能用"偷"来的经验解决实际问题，也叫进步。

## 草莓舌治验

李某，女，81岁，偃师府店人。舌红如草莓数年，无苔，舌头有嫩感（指如舌头被热水烫伤后，舌头见热、见辣、见刺激性食物比较敏感的一种感觉，和痛感不一样），稍吃辛辣食物或热饭则舌痛，大便干结、五六天一行，脉细数。诊为阴虚火旺，津不上承。

处方：生地20g，熟地30g，麦冬20g，玄参20g，山萸肉10g，山药20g，白术15g，黄附片6g（先煎），肉桂2g，大黄8g。7剂，每日1剂，煎2次。

7日后复诊，舌面已有一薄苔，吃热饭及辛辣食物舌痛明显减轻，大便通畅，舌质鲜红状明显好转。守方加减20余剂，诸症悉平！

患者舌如草莓，无苔，大便干结，一派阴虚火旺之象，故用熟地、玄参、麦冬、山萸肉以滋其阴，生地、大黄通便降其火。年老久病，脾肾多亏，故加白术健脾，助运布津；附子、肉桂温肾补先天，一可助阴药上行以润舌，又可助大黄通便以泻热（年老人，大便干结不畅，常有阳虚不运情况），还可引火归原，把龙腾之火引归肾宅，一举多得。因方证对应，故效如桴鼓！

## 桂枝加桂汤疗"奔豚"

王某，女，26岁。反复出现胸闷欲死感，心悸，头晕，右胁下痛闷，有气上冲感，发作时面色苍白。曾做心电图无数，无异常，多家大医院诊治无效，痛苦异常，诊为"奔豚"。

处方（均免煎剂）：桂枝12g，白芍10g，甘草6g。1日2次，冲服。

服药1剂，症即大减轻；服药3天，诸症消失。又见面时，患者笑着说，你那药真神！只服了几天，就把我多年的怪证消除啦！

桂枝降逆平冲，治气上冲；桂枝合甘草，辛甘化阳，桂枝甘草汤，定悸之名方，疗心悸；白芍合甘草，酸甘敛阴，养阴血，供能量。一化阳，一敛阴，阴阳平衡，气机调畅，诸症自消！

# 这种大便异常，
# 很常见，应引起重视

今日说的大便异常，表现为大便不利，但也不干，并非便秘，有下坠感，临床上很常见，可九成以上存在误治，应引起重视！以下是我的二则医案，也是我治疗此病的一些思路，肯定有不足之处，供大家参考。

**案 1**　王某，女，67 岁，庞村镇人，2017 年 12 月 3 日来诊。大便不利数月，中西药不效。大便量少，有解不畅感、下坠；面色晦暗，精神好，语音响亮，舌体胖大，稍有齿痕，苔薄白略腻，脉沉稍无力。诊为脾肾阳虚不运，兼气滞。

方药：党参 18g，白术 20g，甘草 13g，干姜 13g，黄附片 13g（先煎），大黄 13g（后下），枳实 10g，厚朴 10g。7 剂，每日 1 剂。

12 月 11 日复诊：患者说服这药见效真快！服第一剂药，即大减轻，肚子也不下坠了，大便也通畅了。因被这病折磨怕了，今天想再开几剂，巩固巩固……

**案 2**　杨某，女，71 岁，伊滨区人，2017 年 11 月 12 日来诊。大便不利、不干两年余，用很多中西药均不效。精神不振，面部水肿，身无力，舌体胖大，苔白腻，脉沉无力。诊为脾肾阳虚，运化无力，湿阻气滞。

方药：党参 15g，白术 30g，干姜 10g，甘草 13g，黄附片 12g，茯苓 18g，半夏 15g，厚朴 10g，杏仁 10g，白蔻仁 8g，薏苡仁 15g。7 剂，每日 1 剂，煎 2 次（首煎不少于 69 分钟，二煎 40 分钟）。

12 月 1 日复诊，诸症明显减轻。12 月 12 日再次复诊，精气神如换一人，大便不利、下坠感基本消失。

此病表现大便不利、不干、下坠，非常见的大便秘结，病因不是火盛或阴虚。用六经辨，病在太阴。此病又常因失治或误用攻下，耗伤阳气，病及少阴，太少合病，病机为阳虚不运，故治疗此病温肾健脾助运为第一法则，选附子理中汤为基本方；此病下坠，多因在脾失健运的基础上，伴湿阻、气滞，故在辨证的基础上加三仁、夏苓、枳朴类。关于大黄，原则上不用，但若患者正气尚足，如第一例患者，精神好，声响亮，可少佐大黄，况方中又有附子、干姜、党参、白术、甘草之温补，加小承气，变寒下为温通理气。此处用大黄意在引温药通达，而非泻下，因方、机、证对应，故现"一剂知"之效！第二例患者，大便不利、溏，面部水肿，苔腻，脉沉无力，明显阳虚有湿阻气滞，故选附子理中加三仁、夏苓而效佳！

大便不利、不干、下坠，属太少合病，用温通助运法，附子理中汤为基本方，这是我治疗此病的一点思路，肯定不是最佳方案，但如果对临床医生治疗此病有一丁点启发，那我写此案的目的就达到了。

# 三方合用
## 治疗"化疗后诸症"

近些年，肿瘤高发，手术、放化疗成了常见的治疗方法。大家都知道，化疗毒性很大，在杀灭肿瘤细胞的同时，也破坏正常细胞，降低人体免疫力，患者化疗后常常出现身无力、腹胀、食欲不振、怕冷、出汗、心慌等症。从中医角度看，脾肾阳虚、两本受损、营卫失和、气阴两虚为主要病机；从方证辨，常见附子理中汤证、桂枝汤证、生脉饮证。故临床我常三方合用，随症加减，收到了很好效果。

孙某，女，43岁。子宫癌转移化疗后于2017年11月18日来诊。身极无力，大便溏薄，怕冷，汗出，心悸，舌质淡红，苔薄白，脉沉细无力。诊为脾肾两本不足，气阴两虚，营卫不和。

处方：党参10g，白术10g，干姜10g，附子8g（先煎），麦冬15g，五味子10g，桂枝12g，白芍15g，大枣3枚。7剂。

12月14日再次化疗后来电，说：王大夫，再把那中药开几副，上次喝药后，能吃能喝，体力恢复很快……

身无力，食欲不振，怕冷，脉沉，脾肾阳虚之象，故用附子理中补肾健脾，扶先天，助后天，顾护正气；怕冷，出汗，营卫不和，桂枝汤（因惧生姜助汗发散，体虚不宜，去掉）和营卫，保津液，健脾胃；出汗，心慌，脉细无力，气阴两虚，生脉饮最对证，益心气，养心阴，气阴双补。三方合用，先天、后天兼顾，脾、肾、心同调，保胃气，存津液；动静药同用，阴阳药共施，扶正气固本，助运化治标，补而不滞，对化疗后诸症，平中见奇，作用甚妙。

## 顽固头晕，经方能治

张某，女，48岁，偃师市高龙镇人。头晕数月，久治不愈。面部水肿，口干，血压150/90mmHg，舌质红，苔薄白略腻，脉沉弦。诊为痰饮证。

处方：附子13g，茯苓30g，白术18g，白芍5g，麻黄10g，杏仁10g，生石膏40g，牛膝10g，姜枣引。7剂，每日1剂，煎2次（首煎不少于69分钟，二煎40分钟）。

患者服后告知，诸症消失。

思辨：真武温肾利水，给水饮以出路，让水走小便；麻杏甘石汤宣肺利水，让水走表走汗，甘草偏补，碍水之通利，故去之不用；牛膝补肝肾，祛湿，现代研究可降压，为佐。全方共奏宣肺、清热（口干）、温肾、利水之功，痰饮祛，则头晕除！

# 柴桂姜汤加减治口臭

常某，女，50岁。口臭多年，百法不效，痛苦异常。来诊时伴口干，大便溏薄，身无力，失眠，右胁下痛，舌质红，苔薄白，脉沉弦。辨证：肝胃郁热，脾肾虚寒，上热下寒，清阳不升，浊阴不降。方选：柴桂姜汤加减。

处方：柴胡15g，黄芩12g，桂枝18g，白芍18g，干姜15g，牡蛎15g，天花粉15g，附子12g，龙骨18g，大枣3枚。7剂，每日1剂，煎2次（首煎不少于69分钟，二煎40分钟）。

患者反映，服药1剂，口臭即明显减轻；7剂服完，口臭、口干消失，身已有力，大便成形，睡眠改善。

口臭一症，病程短的，多实证，肝胃郁热多见，用清热类方有效，如大柴胡汤、清胃散等。大病久病（如恶性肿瘤等）引起的口臭，多是阳虚至极、病危之候（郑钦安论述，阴盛逼出真火之精气，有阳脱之意，十有九死）；治宜收纳真阳，方有生机，用潜阳丹。第三种，即类似此案的口臭，临床十分常见。患者既有口臭、口干等肝胃郁热之阳证，又有便溏、怕冷、身无力等脾肾阳虚之阴证；其主要病机为肝经疏泄不利，肝胃火旺，脾虚运化失常，脾肾阳虚，造成清阳不升，浊阴不降。方用柴胡桂枝干姜汤加减，多效。

方中柴胡、黄芩疏肝清胃，祛郁热，降浊气；干姜、附子温肾健脾，助运化，升清阳；桂枝、白芍一阳一阴，和营卫，调脾胃，顾护圆运动（肝脾清气从左升，肺胃浊气从右降）之中轴（脾胃）；龙骨、牡蛎、花粉合附子，引阳入阴，降虚火，敛阴津，扶正气，助升降。全方共奏清上热、温下阳、升清降浊、通达上下、调和内外之用。服后肝胃郁热得清浊气降，脾肾阳气得补清气升，清（气）升浊（气）降，故口臭乃愈。

## 六经辨法显神奇：
## 顽固头晕治验一则

王某，男，52岁，偃师市高龙镇人。头晕3个月，住院3次，服西药、输液均不效，2017年12月12日来诊。来时无精神，无食欲，口臭，口干苦，大便干，腿无力，有糖尿病史。舌质红，苔白干，脉细弦数、尺弱。

思辨：口干苦，口臭，便干，少阳阳明合病；腿无力，无精神，少阴证。概言之，即少阳阳明少阴合病。方选柴胡桂附膏地汤（自拟方）。

处方：柴胡15g，黄芩13g，桂枝18g，白芍18g，生石膏30g，生地15g，牡蛎15g，天花粉15g，附子10g（先煎），甘草8g，大枣3枚。7剂，每日1剂，煎2次。

2017年12月31日复诊：精神大振，身已有力，食欲复，大便通，口干苦、口臭大减轻，关键是持续3个月之头晕消失。

此病少阳枢机不利，阳明热盛伤津，兼少阴阴阳两虚为其主要病机。口苦、头晕、脉弦为少阳枢机不利夹阳明郁热上冲；口干、便干、脉细数是阳明热盛伤津；胃阴不足不能正常纳运水谷，故无食欲；身乏力无精神，兼脉细尺弱为少阴之阴阳两虚。糖尿病患者常见阴虚为本，燥热为标，可此患者病之日久，头晕不能行走，久卧伤气，阴损及阳，故出现阴阳两虚证候。

纵观此病为寒热错杂之机。上有郁热上冲，中有热盛伤津，下有阴阳亏虚，故投以柴胡、黄芩、石膏疏利少阳气机，清肝胃之火；桂枝、白芍、牡蛎、花粉调营卫，顾胃气，补津液；生地、附子填肾精、补肾阳，扶助人体之正气。特别注意，此阳明证便干，因有少阴合证，正气不足，不宜用大黄类攻下，当以清润轻下与温运同用，故用石膏、黄芩清胃热，白芍、天花粉生津增液，附子温阳助运，几药合用热邪清、津足润、温运通，故大便下。全方共奏清上、温下、调中之效，服后上热得清，津液得顾，正气得复，内外上下通达，气机津液流畅。因方对其证，故效如桴鼓。

2018年1月20日，有幸在登封亲听冯世纶、陈建国两位老师讲课，谈到胡希恕老师用伤寒六经辨法治病，效果神奇，听后倍受鼓舞。作为一名乡医，我十分崇拜胡老，也喜用经方，故回来后翻看以前病历，写了这篇医案。

## "有是证用是方" 才是中医
## 治病之精髓：脑梗死治案一则

脑梗死是西医病名，是指脑血管堵塞，常用尿激酶等溶栓药，和中医讲的活血药相似。中医称此病为"中风"，因为中"风"，所以就有"风邪"，中医讲"祛风先活血，血活风自灭"，故也常用桃仁、红花、当归、川芎类以活血祛风。那此病不用活血药行不行呢？实践证明，"辨六经，辨方证""有是证用是方"，有时不用活血药照样行！

下面分享一个我的临证医案：

某女，60岁，2018年1月17日来诊。因"脑梗死"刚从某三甲医院住院回来，患者丈夫讲：10天前因突发头晕，右侧肢体活动不便，语言不利，遂去住院治疗，脑CT示"脑梗死"，西医输液治疗10天，回来时症状如前，因平时患者对我十分信任，故一出院即来我处诊。来时症见：精神不振，呈受冷状，右手不会端碗，腿走路无力，话说不太清楚。患者自述，晚上口干口苦厉害，大便不利，但也不干，怕冷，身无力。舌质红，苔白干，脉弦数、尺弱。诊为太阳、少阳、阳明、太阴、少阴合证。方用：柴胡桂枝干姜汤加减。

处方：柴胡 15g，黄芩 10g，桂枝 15g，白芍 15g，干姜 10g，牡蛎 18g，天花粉 18g，黄附片 8g（先煎），甘草 10g，大枣 3 枚。7 剂，每日 1 剂，煎 2 次。

2018 年 1 月 24 日复诊，患者高兴地对我说（已能说清楚），服后诸症明显减轻，身已有力，口干苦、大便不利、怕冷消失，特别是右侧上下肢活动不利明显好转，右下肢走路有力多了，右手由来时不能端碗，到这两天已能独立做饭……效果显著，方子微调，又开 7 剂，巩固疗效。

患者身无力，精神不振，尺弱（少阴证），大便不利不干（太阴证）——少阴太阴合证——四逆汤——附子、干姜、甘草；口干（少阳证也有口干，因此人干的厉害，故阳明证多）苦（少阳证）——少阳阳明合证——小柴胡汤加减——柴胡、黄芩（少阳药）、牡蛎、天花粉（阳明药）；怕冷（有一分恶寒，便有一分表证）——太阳证——桂枝汤——桂枝、白芍、大枣（因生姜辛散力大，患者又有口干苦，身无力，故去）。

无汗应该用麻黄汤，今用桂枝汤，有几点考虑：①口干苦，有肝胃火旺，麻黄不宜，白芍可养阴；②大便不利，脾胃运化不好，桂枝汤可养胃；③因患者上肢活动不利更重，用桂枝汤和营血，通阳气，对上肢作用明显。因六经辨证、方证对应，故疗效神奇！

中医看病，最怕进入"西医诊断""中医用药"的误区。

比如此证，如果一见"脑梗死"偏瘫，便"补阳还五"，我想是不会有如此好效果的。临证要用纯中医思维，"辨六经、辨方证""有是证用是方"才是中医治病之精髓。

## 神奇的中医强心剂

邻村一大爷，退休工人，平素有心脏病，在我处开方吃药已一年余，今天又来开药，说："王大夫，这样美得很，一有胸闷，上不来气，服上1包，一会儿就轻了。这药我舍不得喝，感觉不舒服时才服上1包，你给我煎了5剂药，我服了1个多月。在您这里服药1年多，病好多了，走路干活有劲多了，搁以前不知道又要住多少次院了……"我又把了把脉，看其气色红润，精神饱满，也无不适，遂又开原方5剂。

说到这，你该问了，是啥方啊？还是张仲景他老人家的方——四逆汤合真武汤。方解：四逆汤温肾固本，提振机体阳气，增加心肌收缩力；真武汤补肾利水，降低心脏后负荷。一增力，一减负，心脏能不轻快吗？！同行若遇此病证，不妨一试，看我说的真不真。

加减：如兼胸闷痛严重，可加瓜蒌薤白剂；兼心悸重，合桂枝甘草汤；若气滞血瘀明显（如胸闷、胃脘胀闷、口唇面色青暗等），佐丹参饮；伴气阴两虚（舌红少津等），加生脉饮或百合地黄汤；若伴咳嗽，咽部不适，吐白痰，加小青龙汤；兼失眠，惊悸，合桂枝加龙牡汤。

## 心衰重症案一则

一患者，女，70 岁。有肺纤维化病史 3 年，身体平素虚弱。2016 年 4 月 24 日不明原因发热，用西药抗生素无效；4 月 27 日晚突然加重，呼吸困难，急诊入住当地医院重症监护室；至 28 日晚，一天一夜，心率一直在 139 次 / 分左右，呼吸 39 次 / 分左右，医院诊为肺炎合并心衰，已抢救 1 天，效不显，不能睡，张口抬肩，呼吸极困难，邀余诊治。观其精神不振，口极渴，咳嗽胸闷，有痰、咯吐不利，舌质暗红、无苔，脉促。辨为感冒引起肺炎——风寒闭肺、内有郁热——麻杏石甘汤证；阳虚（极无神）兼痰饮——真武汤证。遂处方：

麻黄 13g，杏仁 12g，生石膏 200g，甘草 15g，麦冬 30g，茯苓 20g，白芍 15g，附子 12g（另配附子免煎剂，每次 18g，1 日 3 次，1 日共 66g 附子），大枣 10 枚。急煎，患者服药 1 次，即睡了一大觉。29 日早上已能吃一碗饭，并畅快大便 2 次，险情逆转。再服药 2 剂，口渴基本消失，心率有一大半时间在 106 次 / 分左右，呼吸 29 次 / 分次左右，遂改为附子理中汤加山药与附子麦门冬汤交替使用善后。

思辨过程：口渴极重，脉促——热极伤阴——石膏、麦冬药证；合并喘、咳，不能睡（烦）——麻杏甘石汤证；极无精神，结合有肺纤维化史 3 年——正气大伤，结合有痰——肾阳不足，伴有痰饮——真武汤证。

现代研究表明，附子剂强心作用确切，麻杏甘石汤对肺炎作用显著，又符合中医辨证，故果断用之。

本案一重要问题，新感合并旧疾，新感为急证，急则治标，故用麻杏甘石汤宣肺清热，用大量石膏急保津液，为抢救心衰赢得时间；真武汤，回（温）阳化饮（现代研究认为可增加心肌收缩力，减轻心脏负荷），扶正治本。两者（石膏类、附子类）相反相成，各走各路，完成了"看似不可能完成的任务"！

## 这种咽部不适，
## 应警惕心衰的可能

黄某，女，63 岁，2018 年 6 月 4 日来诊。自述每天晚上 9 点左右（刚躺下）即出现咽部不适，已数年，前医多按咽炎治疗不效。咽痒，咳嗽，吐白痰，心急，失眠，舌质青，苔白腻，脉尺弱、右寸大。辨为痰饮（寒）证。方选真武汤加减。

处方：黄附片 8g（先煎），茯苓 30g，白术 15g，白芍 10g，干姜 10g，细辛 5g，龙骨 15g，牡蛎 15g，甘草 10g，大枣 3 枚。7 剂，每日 1 剂，煎 2 次。

药后复诊，诸症明显好转，守方巩固疗效。

咽痒，咳吐白痰，为寒痰（饮）；水往低处流，水饮犯肺，而咽为肺之门户，故晚上一躺下即咽部不适；肺部有痰饮之标实，故右寸脉大；舌青为阳虚，合尺脉弱，乃肾阳不足。肾阳不足，不能化气行水为本；水饮为患，上犯于肺为标。本病实为西医所说之"心功能不全"，如当成简单的咽炎治疗，大方向就错了，故以真武汤温肾利水、温肺化饮。因方对其证，故疗效显著。

## 方证对应，顺势排邪：
## 葛根汤合苇茎汤加减治哮喘案

李某，女，16岁，河北衡水人。小姑娘当时的表现让我印象深刻：面色青暗，眼窝深陷，畏畏缩缩，有怕冷状，张口抬肩，呼吸困难，稍走两步即上气不接下气，呈痛苦状。患者述得此病已3月余，开始因感冒引起，整天肩困腰困，痰稠不易咳出，西医诊为"支气管哮喘"，说此病不易治愈，又久治不效，痛苦异常，一家人都十分恐惧。观其舌质红，苔薄白，脉弦紧。方选葛根汤合苇茎汤加减。

处方：麻黄12g，桂枝15g，白芍15g，葛根30g，冬瓜仁30g，桃仁10g，以仁20g，芦根20g，桔梗20g，甘草15g，鱼腥草20g，瓜蒌15g。10剂，每日1剂，煎2次。

患者复诊：身困、胸闷、呼吸困难等症明显好转，面色转红润，诸症大减轻，小姑娘笑脸再次展现。

思辨：由感冒引起，肩困腰困，面色青暗，畏畏缩缩，呈怕冷状，脉紧，不就是表寒不解、经输不利的葛根汤证吗？痰稠不易咳出，面暗舌红，脉弦，不就是痰、瘀、热互结的苇茎汤证吗？患者外寒袭表，欲汗（解）而不汗；内有痰瘀热互结，欲排而无通道（外有寒邪束表，内有痰瘀互结，肺之宣发肃降受阻）。胡希恕老师说："方证辨证是辨证的尖端。"本案葛根汤证、苇茎汤证明显。胡希恕老师又说："适应机体抗病机制的治疗，可以说是最理想的原因疗法。"欲汗而不汗，表不解——葛根汤解肌发表；内有痰瘀热，欲排而不排——苇茎汤清热化痰，逐瘀排邪。因方证对应，顺势排邪，故取得了满意的疗效。

# 治疗水肿，
## 疏通水道最关键

熊某，女，45岁，偃师翟镇人。右大腿肿痛10天，在洛阳一三甲医院住院，按滑膜炎输液不效，2018年7月10日来诊。来时不会独自行走，右大腿肿胀厉害，触诊有胀满硬之感，患者自我感觉局部有发紧感。舌质红，舌大有齿痕，苔白厚腻略黄，脉弦滑、尺弱。

处方：麻黄8g，黄附片10g（先煎），细辛5g，白芍30g，甘草15g，苍术15g，薏苡仁40g，茯苓30g，牛膝10g，黄柏

10g，红花 6g，干姜 8g，大枣 3 枚。7 剂，每日 1 剂，煎 2 次。

7 月 17 日复诊：已能独立行走，局部水肿消减八成，守方又开 7 剂。

7 月 25 日，再次复诊，诸症基本消失。

思辨：局部肿痛——不通则痛；尺弱为阳虚，苔黄厚腻为湿热——阳虚不通为本，湿热阻滞为标——温通为主要突破口，一温则通。肿胀一病，如水之泛滥，根本问题在于水道不通，只有打通下边壅塞之水道，则上部水泛之情自然向愈。因尺弱，阳虚为本，故用麻黄、附子、细辛，温阳通阳，利水通络为君；局部胀紧感，舌苔黄厚腻，水道不利，聚湿生热，湿热壅塞局部为标，故用四妙散加茯苓，清热除湿为臣；急则治标，芍药甘草汤缓急止痛，酸甘可敛阴，又可防温药、利水药伤及津液，为佐助；久病必瘀，故加红花；生姜、大枣顾护胃气，调和诸药。全方共奏温通、利水、清热、活血、通络之功。因方对其证，又找到关键突破口，故收立竿见影之效。

## 汗证治验二则

### 案 1　更年期烘热汗出案

陈某，女，50 岁。烘热汗出，一天数次，已二三年，多方不效。舌红苔薄，脉弦。辨为阴阳不调，偏阴虚火旺。

处方：桂枝 6g，白芍 10g，龙骨 20g，牡蛎 20g，麦冬

10g，五味子 6g，黄柏 6g。

用药 20 余天，烘热、汗出之症十去其八。

女患者，50 岁，烘热汗出（西医多诊为更年期综合征），舌红苔薄，阴虚火旺，故用麦冬、五味子敛阴津，黄柏清虚火，仿生脉、封髓之意，为君；反复出现，一天数次，阴阳不调，故以桂枝加龙牡汤，调和阴阳，引阳入阴，敛汗，为臣佐。因方、证、机对应，故显佳效！

### 案 2　手汗证治验

2018 年 1 月 9 日，复诊一患者，男，二十七八岁，未婚。手出汗四五年，来诊时虽是寒冬，两手掌出汗如洗。诊为阴阳俱虚，阳虚不固。方用芪附桂枝加龙牡汤。

处方（免煎剂）：黄芪 10g，淡附片 6g，桂枝 6g，白芍 10g，龙骨 20g，牡蛎 20g。每日 2 次，冲泡服。

7 天即愈。

思辨：二十七八岁，未婚，定有手淫、遗精史。小声问患者，因其母亲在旁边，患者不好意思讲，但从表情看，判断应该准确。失精患者，阴津损伤太过，阴损及阳，阴阳俱虚，故用桂枝加龙骨牡蛎汤，调和阴阳，潜阳入阴，使阳固阴守以治本；因汗出严重，想起桂枝附子汤证的"遂漏不止"，知为阳虚较甚，故加黄芪、附子以固阳敛汗。全方共奏调和阴阳、固精潜阳、固阳敛汗之用。因方证对应，标本兼治，故收佳效。

# 方证对应治偏瘫，
# 续命汤方显奇效

　　王某，男，70 岁，偃师市高龙镇石牛村人，2018 年 7 月 30 日来诊。自述 20 多天前的一个下午，突然恶寒、发热、头痛，遂到自己上班地的卫生室就诊，按感冒发热开了点西药，药物不详，傍晚回家途中摔倒在半路上，被好心人看到，联系到家人并送到某县级人民医院就诊，去时已不会行走，并出现左侧肢体瘫痪，经 CT 检查确诊为脑梗死，住院 12 天出院，仍抬着回来，症状如前。又转到一卫生院中医科治疗七八天，服补阳还五汤、针灸均不效。来诊时坐着轮椅，左侧上下肢不会动，患者自述极怕冷，头痛，口干，鼻子干，大便干，腹部痛，身无力。观其无精神，舌质红，苔薄白，舌中有一块黑苔，脉沉细紧。

　　思辨：怕冷，头痛——太阳表证——麻桂证；口干，鼻子干，大便干，舌中黑苔——阳明热证——白虎、承气证；因病久正气不足，又有身无力、无精神，用下法不宜，故选生石膏、黄芩、杏仁宣解肺胃之热，并可缓下大便；腹中痛——当归芍药散证，因有便干，去利水之茯苓、泽泻、白术，用当归、芍药养血和营，缓急止痛，又可润通大便；身无力，无精神，怕冷，脉沉紧——少阴证——麻附辛证，另麻黄、附子、细辛之通阳药又可把当归、白芍养阴血之用通达全身，阳气通达，阴血充足，有助于失用之肢体恢复功能。遂开处方：

麻黄 12g，桂枝 18g，生石膏 40g，黄芩 10g，杏仁 10g，当归 15g，白芍 18g，黄附片 9g，细辛 5g，干姜 3g，大枣 3枚。7 剂，每日 1 剂，煎 2 次（首煎 69 分钟，二煎 40 分钟）。

8 月 7 日复诊：患者在妻子的帮助下已能行走，虽走的尚不太好，但对于瘫痪不能动 20 余天的患者来说，已是历史性突破！患者反映不仅会挪着走，而且还感觉全身舒服了，头不痛了，肚不痛了，大便通了，怕冷、口鼻干也大有缓解。看其舌中黑苔也消失了，脉已趋和缓，遂按原方稍加减，又开 14 剂（中间 8 月 16 日又复诊一次，比 8 月 7 日走路又灵活许多）。

8 月 24 日三诊：自己已能独立行走，病情发生大的逆转，乘胜追击，方子稍做变化，又开 7 剂巩固疗效！

读到这，您该说，这方不是续命汤加减吗？对，您这样理解也行。不过，此案思辨过程，我咋想就咋写，也许是我一不小心，用一个小乡医不成熟的思维，把这个经典名方又解读了一次。

## 药后放屁多，排邪利于病

本村一嫂子，2018 年 9 月 14 日来复诊，一见面，就不好意思地说："兄弟，你给我开的啥放屁药，一吃这药，一天放屁几十个，给我治的都不能在人群中聊天，一会儿放一个屁……"我说："你先说这屁一放，感觉啥样？"答："啥样，舒服得很！自从服完这7天的药，持续半年之久的右胁下痛、干呕、口苦、大便溏薄均明显好转。你看我这脸色，已由黄变红，肚子也感觉通畅了，美得很！"

我一翻病历，9月6日首诊，当时除上述症状外，尚见舌红，苔黄腻，脉弦数。在中医人看来，这是典型的少阳证，"肝郁气滞，气郁化火，肝木横犯脾土，脾失健运，肝旺脾弱，肝脾不和"是其主要病机。肝脉走两胁，肝郁故胁下痛；气郁化火，肝火上炎则口苦；肝木犯土，脾胃失司，故干呕、便溏；脉弦主肝郁，数主火旺。小柴胡汤加减疏肝和胃，调畅气机。

处方：柴胡15g，黄芩12g，半夏15g，党参15g，干姜12g，甘草10g，山楂15g，内金10g，茵陈10g，丹参10g，郁金10g，大枣5枚。

方证对应，方机（病机）对应，显佳效！至于放屁多，正是排邪之反应，有利于病之康复！

# 方证对应，
# 合证合方治焦虑

赵某，男，30岁，2018年9月7日来诊。自述因家庭矛盾生气引起焦虑、心烦、失眠已二三年，伴手足心热、胃脘满闷、出汗。舌红，苔薄白，脉细弦数。

处方：半夏 15g，黄连 6g，黄芩 10g，干姜 10g，党参 15g，甘草 15g，黄柏 10g，砂仁 8g，桂枝 15g，白芍 15g，龙骨 20g，牡蛎 20g，栀子 6g，大枣 5 枚。7 剂，每日 1 剂，煎 2 次。

9 月 21 日复诊：患者反映，服药 1 剂即大减轻；药服 7 天，睡眠、胃胀、手足心热、汗出、焦虑心烦等症十愈八九，效果显著。

思辨：经方用药，方证辨证是辨证的尖端，方证辨证常能把复杂问题简单化。比如此案，出现了几个方证：半夏泻心汤证——胃脘满闷；封髓丹证——手足心热；桂枝加龙骨牡蛎汤证——汗出、失眠；栀子豉汤证——心烦。方证对应，合证合方，故取佳效。

# 方证对应，
# 合证合方治疗数年低热案

朱某，女，72 岁，偃师高龙镇人，2018 年 10 月 17 日来诊。低热几年，有类风湿关节炎病史。口渴，失眠，腰痛，左腿痛，舌质红，苔薄白，脉弦数。诊为：三阳少阴合证。方药：麻附细辛汤合柴胡桂枝汤、白虎汤。

处方：麻黄 8g，黄附片 8g（先煎），细辛 5g，柴胡 20g，黄芩 10g，党参 15g，甘草 10g，桂枝 18g，白芍 18g，生石膏

80g，知母 10g，大枣 3 枚。

患者反映服药 1 剂即效，感觉舒服了许多；7 剂服完，诸症减，低热愈。

思辨：有类风湿关节炎病史，腰腿痛，用麻附细辛汤温经通络止痛，温阳解表。此患者虽无脉沉，但病久正虚，舍脉从证，况又有类风湿之顽疾，非麻附辛之猛将不能胜任，考虑再三，大胆用之为君；低热、脉弦，离不开少阳，故以小柴胡为臣，一可和解少阳退烧，又可调和脾胃，扶正祛邪；久病发热，又有身痛，用桂枝汤，一可调和营卫，又可通阳敛阴止痛，为佐助；口干，脉数，用白虎汤，清阳明之热，顾护津液，防麻附辛之燥，一为对证，二为反佐。全方熔温阳、散寒、通络、止痛、和解、清热、养阴于一炉，看似杂乱无章，实践证明，各走各道，协同作战，最终出色地完成了任务。

# 方证对应，
# 附子理中也可治肾炎

武某，男，43 岁，李村镇人。患肾炎数年，尿蛋白（+），感觉身无力，大便溏薄，1 日 3 次。舌质淡红，苔薄白，脉沉无力。诊为太阴少阴合证。方用附子理中汤加减。

处方：黄附片 9g（先煎），干姜 10g，甘草 10g，党参15g，白术 15g，茯苓 20g，山药 10g，黄芪 20g，大枣 6 枚。

每日1剂。

服药7剂，身已明显有力，连续服药56剂。2018年11月12日复诊，患者告诉我除全身感觉舒适外，前几天化验尿蛋白转阴。

思辨：本患者便溏，身无力，脉沉，太阴少阴证明显，方证对应，故选附子理中汤温补脾肾。脾胃为后天之本，肾为先天之本，两本正气充足，人体抵抗力增强，自愈能力提高，故尿蛋白消失也在情理之中。

## 心悸案三则

### 案1 冠心病胸闷心悸案

张某，男，翟镇宁庄人，53岁，2018年10月16日来诊。胸闷，心悸日久，服瓜蒌薤白剂不效。患者反映，心慌时有想按住胸口感，平素有糖尿病史。舌质淡红，苔薄白，脉沉细无力。

思辨：患者心慌时有想按住胸口感，典型的"叉手自冒心"之心阳不振的桂枝甘草汤证；病久脉沉，阳虚甚，加附子；脉细，心悸，气阴两虚，生脉饮证；久病必瘀，故加丹参、川芎活血通络。

处方：黄附片9g，桂枝30g，甘草30g，党参18g，麦冬18g，五味子12g，丹参15g，川芎10g。7剂，每日1剂，煎

2 次，头煎久煎 60 分钟。

10 月 23 日复诊：服药 1 剂即效，7 剂服完，诸症消失。

### 案 2　温阳利水、益气养阴疗心悸

任某，女，65 岁，洛阳市区人。心悸日久，心率每分钟 105 次，血压 138/80mmHg，平素服依那普利等西药，有上气不接下气感，下肢水肿，嗜睡，口干。舌质淡红，苔薄白，脉疾有无根感。辨为心肾阳虚，水饮为患，兼气阴两虚。方选真武汤合桂枝甘草汤、生脉饮、百合地黄汤。

处方：黄附片 6g（先煎），茯苓 30g，白术 15g，白芍 15g，干姜 6g，桂枝 15g，甘草 15g，党参 15g，麦冬 15g，五味子 10g，百合 15g，生地 15g，牡蛎 30g，大枣 6 枚。7 剂，每日 1 剂，煎 2 次。

服药 7 剂，心率降至每分钟 82 次，身已有力，心慌感及下肢水肿消失。

思辨：上气不接下气，下肢水肿，嗜睡，乃少阴证，肾阳不足，水湿为患，故以真武为君，温阳利水，减轻心脏负荷。另此人脉虽疾，但无根感明显，也是独特的少阴之脉，临证需脉证结合，要特别注意；嗜睡，心悸，心阳也虚，用桂枝甘草汤，补心阳定悸为臣；口干，心悸，气阴两虚，故用生脉饮、百合、地黄、牡蛎益气养阴，一可疗口干、定心悸，又可制附子、桂枝热燥之弊，为佐助药；大枣顾护中焦，养血定悸，又

调和诸药。因方、证、机对应，故获佳效。

### 案3 心悸胸闷半年余，方证对应一周愈

郭某，女，15 岁，伊滨区人。心慌，胸闷半年余，百法不效，经一医生朋友介绍，于 2018 年 11 月 28 日来诊。观其精神不振，面色㿠白，舌质淡红，苔薄白；问诊，口有时稍干，身无力；切诊，脉沉迟。

处方：黄附片 8g（先煎），干姜 8g，桂枝 18g，甘草 18g，党参 18g，麦冬 15g，五味子 10g，丹参 10g，川芎 10g，大枣 5 枚。7 剂，每日 1 剂，煎 2 次。

7 日后复诊，患者反映，服上方一次即大效；药服完，诸症悉平。

思辨：从舌、脉、面色、精神看，阴证无疑。脉沉迟，无精神，身无力，阴证中之少阴证，故以四逆汤为君，补肾纳气，以缓胸闷之主症；肾阳不足，波及心阳，心阳不振，故心中悸动不安，桂枝甘草汤主之；阳虚日久，阴津化生不足，故口有时干，用生脉饮，一可益气养阴定悸，又可制衡姜、附、桂燥热之弊；久病必虚、必瘀，故加丹参、川芎养血活血佐助之。全方以扶正为主，温肾纳气治胸闷，补阳益阴定心悸，养血活血，补而不滞。因方、证、机对应，故现覆杯而愈之效。

# 顽固咽痛久不愈，
# 半夏散及汤显神奇

**案1** 李某，女，38岁，猴氏人，2018年11月25日来诊。咽部不适、咽痛数年，服中药（清热类）、西药无数，不效，痛苦异常，伴右手中食指尖痛。舌质红，苔白略腻，脉弦。

处方：半夏18g，桂枝18g，甘草15g，桔梗12g，生地15g，麦冬15g，白芍18g，薄荷5g。7剂，每日1剂，煎2次。

12月13日患者反映，服上方2天后咽喉尚痛，服到第3天开始大效，咽部难受感消失，至今未发。因病久惧再复发，故来再开几剂药巩固疗效。

思辨：患者咽痛日久，清热类药不效，非火热类咽痛；久病皆有痰，苔腻也是有痰之表现，乃半夏证；痛则不通，有瘀，况又有指尖痛之症，是桂枝证；甘草，解毒利咽止痛。三味药正好组成半夏散及汤，半夏化痰散结，桂枝除风通络，甘草利咽解毒；加桔梗，即桔梗甘草汤，佐助加强利咽之功；加生地、麦冬、白芍、薄荷养阴液，润咽止痛，有养阴清肺汤之意，对应舌红、脉弦之症，又可反佐半夏、桂枝，防其辛燥助火伤阴。本方辛温与甘寒合用，化痰温通散结与养阴利咽解毒共施，药虽仅8味，因方、证、机对应，故出奇效。

**案2** 王某，男，13岁。反复扁桃体化脓已数年，其母亲讲，中间间隔没超过 10 天，一发作，即咽痛、发热，扁桃体上布满白脓，打针可缓解，10 天前来诊。这次刚打过针几日，再次复发，扁桃体肿大化脓，伴便干、盗汗。舌质红，苔薄白，脉弦。

处方：生地 10g，麦冬 10g，薄荷 6g（后下），桔梗 12g，甘草 12g，白芍 10g，丹皮 10g，半夏 6g，桂枝 6g，大枣 5g。7 剂。

服上方 7 剂，2020 年 5 月 5 日患者复诊，诸症大轻，扁桃体化脓已消失，孩子感觉舒服。其母亲反映，这次也未发热。

此患者反复扁桃体化脓，打针（多为抗生素）、服清热药不效，非火热之证；咽喉为肺胃之门户，肺胃津液不足，失去濡润，故阴虚为原因之一，用养阴清肺汤对应之；久患咽患清热不效，脓液色白不黄，可能有风寒外袭，痰湿阻滞，故用半夏散及汤对应之。合证合方，实践证明，思维正确，故守方又开 7 剂巩固疗效。

## 竹叶石膏汤加减治疗糖尿病口渴案二则

**案 1** 陈某，女，53 岁。患糖尿病、类风湿多年，自述前几天聚餐后出现口极干渴，无食欲，脚冷，上臂热，身无力，空腹血糖 15mmol/L，舌质淡红，苔白厚而干，尺脉沉无力，余脉略弦。

处方：竹叶 10g，生石膏 60g，党参 15g，半夏 10g，甘草 8g，麦冬 20g，山楂 15g，鸡内金 15g，山药 15g，黄附片 6g（先煎）。3 剂，每日 1 剂，煎 2 次。

2018 年 12 月 7 日复诊：口渴、脚冷上臂热、身无力、食欲均明显好转，空腹血糖降至 10.2mmol/L，又开 3 剂巩固疗效。

此患者素患糖尿病、类风湿，正气不足，又食肥甘厚味，伤及脾胃，故在表现出身无力、脚冷等下元不足、肾阳衰败之象的同时，又现食欲不振、口干、上臂热等阳明胃热津伤之候。故用竹叶石膏汤清胃火，补阴津；以附子温下元，固肾气；佐山楂、鸡内金、山药消食、健脾、生津。全方攻补兼施，先后天同顾，方证对应，故收佳效。

**案 2**　陈某，男，50 岁。严重口干已数月，诸法不效，胃脘满闷，大便干，于 2018 年 12 月 21 日来诊。平素有糖尿病，腰困。舌红少苔，有裂纹，脉弦。

处方：竹叶 10g，生石膏 100g，麦冬 30g，半夏 15g，党参 15g，甘草 15g，黄连 5g，黄芩 10g，干姜 6g，山楂 15g，鸡内金 15g，大黄 5g，大枣 5 枚。7 剂，每日 1 剂，煎 2 次。

患者 12 月 30 日复诊时反映，服上方 7 剂，口渴消失，余症也十愈八九，效果很好。

患者口干，便干，舌红少苔、有裂纹，阳明热盛，肺胃津伤，故以竹叶石膏汤，清解阳明之热火，滋养肺胃之阴津；胃脘满闷，心下痞证，用半夏泻心辛开苦降，散结消痞。全方共奏清热、养阴、健脾、和胃之用。服后胃热清，脾运健，肺胃津液得复，方对其证，故收捷效。

## 经方治胃病的一点心得

说起胃病，是老百姓来就医时常见的一种病，也是常说的一种病："大夫，我胃不舒服。""大夫，我有浅表性胃炎多年了。"

······

我们医生常说的胃病有两种含义：一是西医诊断的各种胃病；二是患者主述胃脘部不适，不单单是西医讲的胃病，也包括像脂肪肝、胆囊炎等其他病引起的以胃脘不适为主要表现的一组症状。

我今天说的即是第二种，其主要表现为胃脘撑胀不舒，中午、晚上饭后尤甚。患者常反映，饭后上腹胀的如吹气球感，痛苦异常，往往后半夜减轻，早上腹软如常；第二个表现，烧心，即医学术语之泛酸、嘈杂，部位常在心下，即胃脘部，也有相当一部分人反映酸、烧、辣之感顺着食管向上波及咽喉；

第三个表现，大便不利，不一定干，但多有大便后还想大便，不畅快，解不透感。

咱先分析一下这三组症状的病机：第一组症状，胃脘撑胀，常常因饮食不节，暴饮暴食，早上不吃，晚上猛吃，多食肥甘厚味，伤及脾胃；或情志不畅，肝气不舒，犯及脾胃，造成脾胃升降失司，气机不畅。第二组症状，泛酸嘈杂，甚时上冲至咽，多由食积化热，或肝郁化火，影响及胃，胃火大，"火曰炎上"，胃气不降。第三组症状，大便不利，饮食失节，脾主运化，故脾常超负荷工作，由劳成虚；或由吃凉食、服下药而伤及脾阳，脾虚失运。

针对以上症状及病机，我常用半夏泻心汤为基本方加减治之。处方：半夏 15～18g，黄连 3～5g，黄芩 10～12g，干姜 8～12g，党参 15～18g，甘草 15～18g，山楂 10～15g，鸡内金 10～15g，大枣 30g 左右。每日 1 剂，煎 2 次。常获佳效。

黄芩、黄连清胃热；干姜、甘草温脾寒；半夏降逆，合芩连使胃火降；党参、大枣调其中，合干姜、甘草，半个四君，半个理中，补脾助运；山楂、鸡内金消食开结亦补虚。全方辛开、苦降、甘调，寒温并用，攻补兼施，用后胃热降，脾运复，食积消，气机畅，故治"胃"效佳！

**验案** 杨某，男，33 岁，偃师高龙镇人。胃脘满闷 3 年，泛酸，胃镜示有"糜烂性胃炎"，用中西药无数，不效，2018 年 12 月 11 日来诊。舌质红，苔薄白，脉弦数。

处方：半夏18g，黄芩10g，黄连3g，干姜10g，党参15g，甘草15g，山楂10g，鸡内金10g，大枣30g，大黄1g，蒲公英20g。7剂，每日1剂，煎2次。

7日后复诊，服上方1剂即大效，坚持服药3周，诸症消失。

## 半夜得暇话头痛

一女孩，患紫癜几个月，吾用三黄泻心汤合封髓丹加生地，2剂，紫癜愈。其父见女儿久病速愈，遂也来诊。言其有一顽疾，头痛10年余，几无休止，痛如锥刺，严重时头脑不清醒，自己形容如用麻醉药状，似晕非晕，似醉非醉，痛苦异常。观其外貌，与年龄比能大10余岁，异常憔悴，面暗，舌质淡红，苔薄白，脉弦紧。

心中分析：头痛日久，痛如锥刺，有瘀；面暗，精神憔悴，脉紧，阴证居多，阳虚寒凝之象；脉弦，肝郁之征。肝经郁滞，阳虚寒凝血瘀为主要病机，故用吴茱萸汤合麻附细辛汤加味。

处方：吴茱萸10g，党参15g，甘草15g，麻黄6g，附片8g（先煎），细辛3g，川芎30g，白芍30g，大枣5枚。7剂，每日1剂，煎2次。

患者反映，服上方只1剂，头痛若失；7剂服完，状如常人。

方解：吴茱萸合麻附细辛汤，温少阴、解太阳、通厥阴，温中兼通，为治阴证头痛之要药。川芎引药入头，又可化瘀治头痛，为佐助。白芍、甘草一可酸甘敛阴，反制麻黄、附子、细辛、吴茱萸之燥热；又可柔肝缓急止痛，佐助疗头痛，一举两得。党参、甘草、生姜、大枣顾护胃气，调和诸药。全方温通、活血、柔肝、缓急、止痛同用，温而不燥，通中兼柔，攻补兼施。因方、证、病机对应，故现覆杯之效。

此案已准备数日，无奈白天太忙，今半夜得暇，分享与君，愿多多批评指正。

## 当归芍药散加味
## 治疗顽固腹痛案一则

刘某，女，30岁。少腹痛数月，右少腹尤甚，已数月，遇冷加重，有阑尾炎、卵巢囊肿史，服西药输液均不效，听人介绍来诊。舌质淡红，苔薄白，脉弦紧。

处方：当归15g，白芍36g，泽泻15g，白术15g，川芎15g，茯苓20g，薏苡仁30g，黄附片9g（先煎），桂枝15g，干姜8g，大枣5枚。7剂。

患者反映，服上方一天即大效，药服完，腹痛消失。

思辨：久病腹痛，输消炎药效不佳，并非只是阑尾炎或卵巢囊肿那么简单。焦树德老师讲，不明原因腹中疼痛，不通则痛，通则不痛，当归芍药散正对其证，疏肝健脾，养血逐瘀通络，故为君；遇冷加重，又久病，阳虚阳郁之证，故加干姜、附子、桂枝温中兼通，为佐；有阑尾炎史，故加薏苡仁，消肿排脓（局部有水肿化脓可能），有薏苡附子散之意。全方以通为主，温阳通阳，疏肝健脾，养血逐瘀，通则不痛，故取佳效。

# 心衰验案二则

**案1** 朱某，女，59岁。肺心病几十年，近月余加重，在某三甲医院诊为肺气肿、慢阻肺、心衰。稍走两三步，即上不来气，面暗、唇青，舌质暗，面部、下肢水肿，咳嗽，胸闷，喘息，吐白痰，脉弦数、重按无力。

处方：桂枝15g，白芍15g，杏仁12g，厚朴12g，黄附片10g（先煎），茯苓30g，白术15g，干姜10g，甘草6g，丹参10g，大枣5枚。7剂，每日1剂，煎2次。

服上方7剂，喘、痰、闷、水肿均明显好转，面色、唇色、舌质也转红润许多，继续守方巩固。

思辨：平素有慢性肺病（喘家），急性发作，新感引动宿疾，《伤寒论》条文："喘家作，桂枝加厚朴杏子佳。"故用之，祛风解肌、降气平喘，新旧同治以为君。久病正衰，肾气不足，纳气功能受限，故上气不接下气；吐白痰，面部、下肢水肿，肾气不足，不能化气行水，肾虚水泛，故以真武汤温肾纳气、化饮利水为臣。面暗唇青，久病血瘀之征，用丹参养血活血为佐。全方调营卫、补肾气治其本，平喘、降逆、化痰、利水、活血以治标，标本兼顾，方证对应，故现奇效。

**案2** 杨某，男，72岁。身无力，晚上平卧即胸闷已数月。口渴，大便溏薄，面黄，手黄，在某医院诊为"风心病、心功能不全"，可住院不效，听人介绍来诊。舌质淡红，苔薄白，脉沉细。

处方：党参12g，白术15g，干姜8g，甘草10g，黄附片12g（先煎），茯苓20g，麦冬10g，五味子10g，大枣5枚。每日1剂，煎2次。

服上方7剂即大效，守方1个月，诸症基本消失。

思辨：身无力，便溏，脉沉细，太阴少阴合证，故以附子理中汤为君，健脾温肾，提振机体阳气。晚上平卧胸闷，西医常见"心衰"，从中医角度看，常见水饮为患，水往低处流，平卧水邪阻肺，影响肺之通气功能；另肾阳不足，肾不纳气，均可造成胸闷憋气，故以真武汤为臣，温肾纳气利水。口渴、面手黄，津血不足，濡润不能，故以生脉饮益气养阴。全方温肾健脾、益气养阴治其本，补肾纳气、利水治其标，方、证、机对应，标本兼顾，故现佳效。

# 方证对应治疗
# 恶性肿瘤案一则

倪某，女，66岁。患乳腺癌肝、骨转移，化疗后病情加重。发热，身剧痛，肩胛骨处尤甚，大汗，口大渴，喜饮，泛酸，干呕，咳嗽吐白痰，呼吸急促，心率120次/分，舌红少苔，脉弦数。

思辨：发热，干呕，泛酸，脉弦数，少阳小柴胡证；身痛，出汗，太阳表虚桂枝汤证；又身痛剧烈，宜加重白芍之量，干呕有里（脾胃）虚，正对桂枝汤之变方小建中汤证；口大渴，喜饮，阳明之石膏证；至于咳嗽吐白痰，小柴胡中之半夏药证；呼吸快，心率快（心悸），舌红少苔，阴虚火旺之候，白芍补其阴，黄芩、石膏降其火，党参、桂枝、甘草定其悸。

心中明了，果断处方，小柴胡小建中加生石膏方。

处方：柴胡15g，黄芩10g，半夏15g，党参15g，甘草12g（因大汗去生姜），桂枝18g，白芍36g，生石膏50g，大枣5枚。7剂，每日1剂，煎2次。服上方7剂，发热止，心率降，食欲复，身痛、汗出、口渴皆大减轻；守方又开7剂，巩固疗效。

# 方证对应，
# 葛根汤也可治贫血

赵某，女，47岁。头痛、头晕七八年。面黄，有贫血相（化验血红蛋白低），怕冷，无汗，颈部痛，舌质红，苔薄白，脉浮紧。直接辨方证，头痛、怕冷、无汗、颈部痛，典型葛根汤证。

处方：麻黄8g，桂枝15g，白芍20g，葛根30g，川芎20g，甘草15g，大枣3枚。

用药7剂，头痛、头晕即消失；用药14剂，面色明显转红润，身已有力，贫血相消失。

娄绍昆老师在《中医人生》一书第510页介绍一案——脚尖发冷及腹部不适腹泻案，用日本汉方经验口诀："夏日足冷而腹痛者，桂枝加附子汤。"以干姜易生姜，服药1剂即效。娄老师说："经方医学的特点就是随证治之，方证相对，类证鉴别。"以上医案如果追求病因病机就比较困难，然而方证对应，却显得简单有效，治好病即为良药，治好病即为良法！有时方证对应，既简单又高效，临床医生何乐而不为呢？！

# 不用方证对应，
# 怎知葛根汤也可治闭经

黄某，女，51岁，2018年9月27日来诊。症见背困痛，怕冷，无汗，身无力，眼昏花，舌质淡红，苔薄白略腻，脉浮紧。

处方：麻黄10g，桂枝18g，白芍18g，葛根30g，甘草10g，菊花5g，黄附片6g（先煎），大枣6枚。7剂，每日1剂，煎2次。

10月9日复诊：患者反映不仅诸症明显好转，4个月未至的月经也来了，并经量、经色正常，浑身轻松。

思辨：背困痛，怕冷，无汗，脉紧，典型葛根汤证；身无力，附子药证；眼昏花，菊花药证。方证对应，简单之中现神奇，太阳表寒已解，提壶揭盖，解上则通下，看似歪打正着，实则方证对应之妙。

## 痛证治验二则

### 案1 痛风案

闫某，女，68岁，伊滨区西庞村人。2018年7月30日来诊。右踇趾关节处红、肿、痛一年余，局部发热，舌质红，苔薄白略腻，脉沉弦。辨证：阳虚不通为本，湿热阻滞为标。方选：麻附细辛汤 + 芍药甘草汤 + 四妙散。

处方：麻黄 8g，黄附片 8g（先煎），细辛 3g，白芍 18g，甘草 15g，苍术 10g，黄柏 10g，牛膝 10g，薏苡仁 20g，大枣 3 枚。每日 1 剂，煎 2 次。

服药 5 剂，诸症明显减轻；服药 10 剂，局部红、肿、痛、热消失，故守方 5 剂巩固疗效。

思辨：痛为主症，不通则痛，脉沉为阳虚，阳气不足，不能鼓动气血运行故痛，故用麻附细辛汤为君温阳通络止痛；用芍药甘草汤酸甘敛阴止痛，又可防麻黄、附子、细辛燥热伤阴为佐；局部红、肿、热，苔腻为湿热阻滞之象，故佐苍术、黄柏、牛膝、薏苡仁（四妙散）清热除湿。全方清热除湿止痛以治标，温阳通络以治本，标本兼顾，方证对应，故现佳效！

## 案 2　身体窜痛案

马某，女，79 岁，洛阳人，2019 年 4 月 28 日来诊。背部肩胛骨处痛，两胁痛，牙关痛……有时这痛，有时那痛，日久，疼痛剧烈，痛时出汗，多方治疗不效。兼见无食欲，泛酸，胃脘满闷。舌质红，苔少，脉弦。

思辨：身体窜痛，符合风邪致病特点，结合舌红、脉弦，肝经有热，肝风内动，故选夏度衡老先生之四味芍药汤（白芍、甘草、丹参、牡蛎）为君，敛肝缓急、活血软坚止痛；痛时出汗，营卫不和，加桂枝，合白芍通达阳气，调和营卫，通络止痛；无食欲，泛酸，胃脘满闷，心下痞证，半夏泻心汤证。

处方：白芍 30g，甘草 15g，丹参 15g，牡蛎 30g，桂枝 15g，半夏 15g，黄连 3g，黄芩 8g，干姜 8g，党参 15g，山楂 15g，鸡内金 15g，大枣 5 枚。7 剂，1 日 1 剂，煎 2 次。

5 月 8 日复诊：患者反映疗效甚好。胃脘闷、泛酸明显好转，食欲复，身窜痛这几天也几乎消失。守方稍加减，巩固疗效。

## 附子理中，魅力无穷

### 案 1　附子理中汤加味治疗老年反应迟钝案

任某，女，78 岁，10 天前来诊。有脑出血史，来时已沉默寡言数月，精神萎靡不振，舌质淡红，苔薄白，脉沉无力。

处方：党参 15g，白术 15g，干姜 12g，甘草 15g，黄附片 6g（先煎），熟地 20g，大枣 5 枚。

服药 7 剂，精神大振。2018 年 12 月 15 日复诊时，不仅主动和我交流，还和一熟人叙起了家常，疗效出乎我想象。

思辨：久病，无精神，脉沉，大方向属阴证、寒证。阴寒证中细分为少阴证（脉沉细，但欲寐）无疑，四逆汤（附子、干姜、甘草）首选；年老，久病，气血不足，脾胃为后天之本，气血生化之源，大方向又为阴寒之证，故选理中汤（党

参、白术、甘草、干姜）温补中焦，助运化，生气血；加熟地
一味，填补肾精，补益脑髓。全方先后天同补，提振机体阳
气；阴阳药共施，气血双补。用后阳气振，气血足，则痴呆
自愈。

### 案2　附子理中汤加味治慢性腹泻案

周某，男，68岁。大便溏薄，腹痛即泻，1日4～5次，
已数年。怕冷，失眠，舌暗唇青，苔薄白，脉弦细无力。首诊
辨为脾肾阳虚，开附子理中汤5剂不效。

2018年12月31日再诊，症脉如前。

处方：党参15g，白术15g，干姜15g，甘草15g，黄附片
10g（先煎），黄连3g，葛根30g，白芍18g，大枣5枚。5剂，
每日1剂，煎2次。

2019年1月6日复诊：大便成形，1日1～2次，腹已不
痛，失眠、怕冷也愈。继开5剂，巩固疗效！

思辨：此患者便溏、腹痛、怕冷，脾肾阳虚明显，当用附
子理中汤，却不效，方不对证！思考再三，腹痛即泻，不单
为阳虚失温，脉细，可能有阴血不足，肠腑失润，挛急而痛，
故加白芍，有芍药甘草汤之意，酸甘缓急止痛，痛止则泻少；
脉弦，有化火之势？故于附子理中大队阳热药中反佐黄连3g，
一制约姜附辛燥之弊，二又有连理汤之意，温脾清热除湿止
泻；久泻，水湿下行，用温不行，另辟新径，既用黄连，又想

到葛根，升阳升津止泻，与整方也无禁忌，故果断加之。全方温肾健脾以治本，缓急止痛、清热燥湿、升阳止泻以治标，虽有奇思怪想之嫌，却现覆杯而愈之效。

### 案3 附子理中汤治口渴案

患者，女，42岁。来诊时自述嗜睡数月，身极无力，大便溏薄，口渴厉害。舌淡红，苔薄白，脉沉弱。诊为太阴少阴合证，方选附子理中汤。

处方：党参15g，白术15g，干姜6g，甘草10g，黄附片8g（先煎），大枣5枚。7剂，每日1剂，煎2次。

2019年4月14日复诊：患者反映服上方1剂即大效，7剂服完，不仅精力充沛，大便成形，而且多日的口渴也消失了。

思辨：脉沉弱，嗜睡，与少阴病提纲"脉微细，但欲寐"对应，少阴肾阳不足，四逆汤主之；大便溏，太阴脾虚，理中汤对应之。两方合为附子理中汤，温肾健脾，提振先后天之阳气，阳气充足，则机体动能恢复，嗜睡、身无力自愈；脾阳振奋，运化正常则便溏愈；脾阳复，津液输布复常，则口渴消。

### 案4 附子理中汤加味治疗黄褐斑案

刘某，女，38岁。半个月前来诊，面部出黄褐斑数月，兼见白天瞌睡，晚上失眠，大便溏黏。舌质红，苔薄白，脉沉弦。

思辨：白天瞌睡（但欲寐），脉沉，少阴证，四逆汤证；大便溏黏，太阴脾虚，运化失常，理中汤证；黄褐斑，血瘀证，桃仁、红花药证。

处方：党参15g，白术15g，干姜8g，甘草10g，黄附片8g（先煎），桃仁10g，红花5g，大枣3枚。

2019年5月16日复诊：患者反映服上方14剂后，白天身有力，晚上睡得香。观其面，黄褐斑几近消失。

思辨：黄褐斑之证常由血瘀所致，可血瘀之证常因气滞（气行则血行，气滞则血瘀）、寒凝（阳虚则生内寒，寒为阴邪，其性凝滞，阻碍气血）引起。此证太阴少阴证明显，阳气不足，寒凝血瘀，用附子理中主方，一温则通，看似与黄褐斑风马牛不相及，实则体现中医治病求本、辨证论治、方机方证对应之特色！

## 大柴胡合生化汤加味
## 治疗一例产后病的启悟

大柴胡汤泻肝胃之火，性寒凉，而"产后一块冰"，产后病常血瘀血虚，多虚寒证，故产后病原则上不宜用凉药。但如果小产后恰遇大柴胡汤证，能不能用大柴胡呢？

请看下案：

和某，女，28岁，伊滨区寇店镇人。20天前来诊，自述刚做流产手术一周，口干口臭，牙龈出血，眼昏便秘，背困，舌质红，苔薄白，脉弦数。

思辨：口干口臭，牙龈出血，便秘，阳明热证；眼昏（肝开窍于目），脉弦（肝郁）数（热），少阳郁热；背困，太阳证。三阳合证，大柴胡加石膏合桂枝汤证明显。可中医看病，得有整体观念，小产后一周，多虚多瘀，一味用凉，则犯虚虚之戒。咋办？合生化汤，养血逐瘀，寒温并用，攻补兼施。

处方：当归10g，川芎10g，桃仁10g，甘草10g，干姜8g，柴胡12g，黄芩8g，半夏15g，白芍15g，大黄6g（同煎），枳实10g，生石膏30g，桂枝15g。7剂，每日1剂，煎2次。

2019年5月11日复诊：患者反映诸症消失，浑身轻松。

思辨：中医看病用药，既要有规律性，又要有灵活性，规律性是治病的原则，如"有是证，用是方"；灵活性，即看病要因人、因地、因时、因家庭环境、因工作性质等综合因素对疾病的影响而采取相应的兼顾措施。比如此患者，如只看到"证"，对"证"用方，不兼顾小产这个特殊情况，我想也不会取得如此好的效果。

# 怪案二则

## 案1　哈欠频作流眼泪案

杨某，女，55岁。2019年2月18日来诊。打哈欠日久，一次连打几十个，一天数次，打时伴流眼泪。自述因儿子儿媳闹离婚生气引起。口干，无食欲，舌红，苔薄，脉弦。

思辨：生气、食少、脉弦，肝气犯胃，少阳小柴胡汤证；口干，肝郁化火，阳明热盛伤津，石膏证；流泪，似流涕可看成太阳表寒，精神不佳为正气不足，太阳伤寒表虚证，桂枝汤证。综合之，柴胡桂枝汤加石膏方证。

处方：柴胡12g，黄连（代黄芩，清心胃火更佳）3g，半夏15g，党参15g，甘草15g，桂枝18g，白芍18g，生石膏30g，干姜8g，山楂15g，大枣3枚。每日1剂，煎2次。

2019年3月12日复诊：服上方14剂，哈欠已好八成，食欲复，口干愈。

思辨：经方的拓展应用，看似不相关的症状，只要病机相同，方证对应，可大胆用之，常获佳效。

## 案2　右腿发烧火燎案

寇老太，81岁。右腿发烧火燎感1个月，痛苦异常，左脚走路有踩棉花感，口干，便干，大便7～10天一行，舌质暗红，苔薄白，脉弦数。西医诊为颈椎病，治疗乏效。

思辨：口干，便干，脉弦数，阳明少阳合证，内有郁热无疑；脾主肌肉四肢，大便数日不行；脾胃积热，阳郁气机不畅可能为引起腿烧灼感和足踩棉花感的原因。大柴胡汤泻阳明之热，并有疏肝畅通气机作用，正对此证。主意已定，果断处方：

柴胡 12g，黄芩 8g，半夏 15g，党参 15g，甘草 15g，大黄 6g（后下），白芍 30g（量大，取其敛肝柔筋，又可降火，对抗腿火烧感之症），枳实 10g，干姜 2g，大枣 5 枚，桃仁 10g（加味，助通便更可活血），生石膏 40g（加味，因主症为腿发烧火燎感重，增其清阳明火之力）。7 剂。

2019 年 5 月 30 日复诊：服上方 7 剂，患者反映诸症大轻。我问，如此病分为十分，好了几分？老太太高兴地说，已好七八分。守方略调，又开 7 剂巩固疗效。

## 随证治之疗"怪疾"

同学妻嫂子，53 岁，寇店镇人。患焦虑证 5 年，近半个月躺床上不想起来，吃饭不想张嘴，眼睛不动，觉睡不着，精神呆滞又急躁心烦，遇热难受，2019 年 5 月 25 日来诊。面暗唇青，舌质红，苔薄白，脉沉细弦。

处方：附子 10g（先煎），干姜 10g，甘草 10g，黄连 8g，栀子 6g，大黄 5g，龙骨 30g，牡蛎 30g，山楂 15g，大枣 5

枚。7剂。

开方时我就有一感觉，此患者可能会出奇效。6月5日患者复诊，一进门，患者即问候："王大夫好……"声音响亮。观其面色红润，精神饱满，并主动讲起了身体感受："自从吃上这药，能吃能睡，身已有力，心情也能平静下来了……"

感悟："患者躺床上不想起来，眼不想睁，觉睡不着"，这不就是少阴证之"但欲寐"吗？不就是郝万山老师讲的"似睡非睡睡不实，似醒非醒醒不清"之少阴阳虚精神状态吗？四逆汤温肾健脾，提振机体阳气，故首选；急躁心烦、遇热难受，心中有热，邪热扰动心神之象，故用栀子、黄连清心除烦，加小量大黄引热下行；上边心火过旺，下边肾阳不足，故用龙骨、牡蛎交通上下，又可引阳入阴，安神定志；食欲不振，佐山楂健胃消食。

"观其脉证，知犯何逆，随证治之"，是仲师给我们的治病原则。此人心火过旺、肾阳不足为其主要病机，故用极寒与大热药相伍，看似水火不容，实则"随证治之"之妙！

## 血府逐瘀汤合附子理中汤治眼病案一则

刘某，女，55岁，2018年8月7日在朋友陪同下来诊。两眼静脉阻塞出血，黄斑水肿已5年，左眼重，面暗，左手腕无力、麻木，左小腿外侧、足跟发凉，大便溏薄，晚上咽干，舌质红，苔薄白，脉沉细。

处方：柴胡10g，当归10g，生地10g，桃仁10g，红花6g，枳壳10g，川芎10g，牛膝10g，甘草10g，党参15g，白术15g，干姜12g，黄附片8g（先煎），大枣5枚。10剂。

2019年6月9日，其友微信反映，以前每年去北京某医院打5针，一针1万元。自从服中药后，去医院检查，医生说眼睛恢复得很好，不用再打针了。

思辨：面暗，结合西医检查静脉阻塞，瘀血证无疑，血府逐瘀汤证；大便溏，太阴证，理中汤证；腿发凉，手腕无力、麻木，脉沉细，少阴证，四逆汤证。附子理中汤温肾健脾，提振机体阳气，阳气充足，可更好地助血府逐瘀汤活血作用，相辅相成。因病机明了，又方证对应，故显佳效。

## 肺心病、肺气肿验案一则

郜大婶，62岁，2018年5月10日来诊。咳喘十几年，稍走两步即上气不接下气，面部、下肢水肿，出汗，怕冷，口干，身无力，咳白痰，有肺心病、肺气肿史。舌红苔少，脉弦数。这些年住院都记不清多少次，其丈夫腰痛在我处诊治，效果不错，故劝其来诊。诊为：短气、喘、咳、水肿证。辨为：阳虚外寒，肺气不降，肾气失纳，寒饮化热，气阴不足，兼瘀血阻滞。

思辨：怕冷，咳喘，吐白痰，外寒内饮之小青龙证；走两步即上气不接下气，面部、下肢水肿，阳虚水泛，肾不纳气，真武汤证；舌红少苔，口干，气阴两虚，兼部分热证，生脉、石膏证；久患咳喘，近期加重，喘家作，桂枝加厚朴杏子汤证；唇青，瘀血证，丹参药证。

处方：麻黄 8g，桂枝 15g，干姜 6g，白芍 15g，细辛 3g，甘草 10g，黄附片 8g（先煎），茯苓 30g，白术 15g，生石膏 40g，党参 15g，麦冬 15g，杏仁 12g，厚朴 20g，丹参 10g，大枣 5 枚。

连诊两次，服上方 14 剂复诊，走路已不喘，一句话也可一口气说完，余症均大轻，精神如换一人，疗效显著。

## 治病需找突破口

案 1　段某，女，51 岁。面黄手黄，呈贫血相，身无力，腰困，无食欲，胃脘痛 2 个月，舌质淡红，苔薄白，脉芤大。

处方：党参 18g，白术 18g，干姜 12g，甘草 12g，附子 9g（先煎），桂枝 15g，白芍 30g，山楂 15g，鸡内金 15g，黄芪 15g，当归 10g，大枣 5 枚。

服上方 7 剂，患者反映胃脘痛即消失，已想吃、能吃，身已有力。14 剂服完，2019 年 6 月 16 日三诊，贫血相已好八成，守方又开 7 剂，巩固疗效。

思辨：此患者面黄手黄，贫血相，按理应补血，用四物类，可又现胃脘痛、无食欲之脾胃虚弱之证，用补血类可能愈补愈塞，影响消化吸收之功能。脾胃为后天之本，气血生化之源，故促脾胃恢复功能，才是治疗此人贫血的突破口，故方选理中汤合小建中汤加山楂、鸡内金，温中健脾助消化治其本；有形之血不易速生，无形之气所当急固，患者又现身无力、腰困之症，阳气不足，故用黄芪、附子益气固阳，阳气充足，一可防再损其血，又有益阳化阴之妙；血少则脉芤，当归养其阴血，合黄芪，为当归补血汤，益气养血治其标。全方补肾健脾胃治其本，益气养血治其标，标本兼顾，又找到关键突破口，故显佳效。

### 案 2　肺结核重证案

黄某，男，71 岁。结核病 1 年余，2017 年 11 月来诊。来时因住院病重出院，已 10 余天未食，面黄，下车在家人搀扶下，走四五步即头上出虚汗，面部、下肢水肿，身极无力。舌苔黄腻。诊为阳虚水泛，湿热阻滞，两本异常。方用真武汤合半夏泻心汤加减。

处方：附子 10g（先煎），茯苓 20g，白术 15g，白芍 15g，半夏 15g，黄连 6g，黄芩 6g，干姜 10g，山楂 15g，神曲 15g，生姜 3g，大枣 3 枚。

服药 7 天，来复诊时已大吃大喝，水肿消，并能骑自行车去赶集。连续服药月余，状如常人！

感悟：此患者从方证辨：身无力，面部、下肢水肿，乃阳虚水泛之真武汤证；舌苔黄腻，无食欲，湿热阻滞中焦之泻心汤证。此患者身极无力，大汗淋漓，属大病久病，肾气大伤，先天之本不固；10 余天未食，舌苔黄腻，湿热之邪又碍脾胃，后天又现异常。用真武汤固先天，扶正气，祛水湿；用泻心汤加减除湿热，和脾胃，解决吃饭问题。全方既方证对应，又顾护两本，肾气充足水湿去，脾胃调和食欲复，病虽重，因解决了病之主要矛盾，故显捷效。方证对应，重视两本，往往是治愈重病的突破口。

## 乳腺癌小验

2019 年 6 月 12 日复诊一患者，李大婶，68 岁，济源人。去年因严重胸闷痛（冠心病）曾来我门诊就诊，效果很好。20 天前又来诊，左乳外侧有一结块，直径 5cm 左右，边缘不整齐，硬如石头，推都推不动，左侧腋下淋巴结肿大，在某医院诊为乳腺癌。舌红，苔薄白，脉弦数。平素有帕金森病，手颤，习惯性大便干结数年。用药 15 天，结块变软变小，疗效出乎意料。

查看首诊处方：柴胡 12g，黄芩 10g，半夏 18g，大黄 8g

（后下），白芍 18g，甘草 10g，干姜 2g，枳实 10g，瓜蒌 20g，牡蛎 20g，生石膏 30g，大枣 5 枚。

思辨：乳房结块，肝经郁滞，口干便干，脉弦数，少阳阳明合证，大柴胡加石膏汤首选；加瓜蒌一可润肠通便，伍牡蛎又可化痰软坚散结。全方疏肝和胃，清热化痰，软坚散结。因方对病机，方对其证，故现奇效。

## 半夏泻心汤
## 治疗头皮屑

杨某，男，29 岁，李村人。胃脘满闷 3 年，头皮屑多，于 2018 年 12 月 21 日来诊。舌红，苔薄，脉弦。

处方：半夏 18g，黄连 3g，黄芩 10g，干姜 10g，党参 15g，甘草 15g，山楂 15g，鸡内金 15g，大枣 5 枚。7 剂，每日 1 剂，煎 2 次。

12 月 30 日复诊：患者反映不仅胃脘满闷明显好转，头皮屑也消失了。

前几天又遇一患者，对我说："吃你开的胃药，胃舒服的同时，20 年之久的头皮屑也消失了。"一翻病案，还是半夏泻心加减。我心想，这并非巧合，头皮屑消失，可能因半夏泻心汤泻胃火，畅达中焦，浊气降，清气升，头皮屑无以化生之故。

# 不凡的
# 桂枝加龙骨牡蛎汤

田某，女，52岁。烘热汗出、失眠、腰痛数月，舌红苔薄，脉弦。诊为更年期综合征。证属阴阳俱虚，虚火外焰。治以扶阳益阴退虚热，调和阴阳敛汗。方选桂枝加龙牡汤合生脉附子汤加生地、黄柏、甘草、大枣。

处方：桂枝15g，白芍15g，龙骨20g，牡蛎20g，党参15g，麦冬15g，五味子10g，生地20g，黄柏10g，附子6g（先煎），甘草12g，大枣5枚。

2019年7月11日复诊：患者告之，服上方7剂，除腰还稍痛外，烘热汗出、失眠均愈。

思辨：更年期综合征，常因肾阴不足，阴损及阳，阴阳俱虚。阴虚火则旺，阳虚则虚阳外浮，均可迫津外泄，故烘热、汗出；阴阳失衡，阳不归阴则失眠。故用桂枝加龙牡汤，桂枝通阳，白芍敛阴，龙骨、牡蛎滋阴潜阳，敛汗安神为君；加生脉散、地黄、白芍、大枣补阴，附子固阳敛汗为佐；加黄柏一味，清虚火敛汗，仿封髓之意。

全方从阴阳立论，补中兼和，共奏扶阳益阴，调和、交通阴阳之用，因方、证、机对应，故取佳效。

## "神经性耳鸣"三月，
## 方证对应，一剂知，一周愈

黄某，女，41岁。耳朵堵闷感3个月，在洛阳某大医院诊为"神经性耳鸣"，西药治疗乏效，一周前来诊。兼见头沉痛，身无力，嗜睡，口不渴，无汗，面色白中兼暗，舌质淡红，苔薄白，脉沉。

处方：吴茱萸6g，党参15g，干姜6g，大枣5枚，麻黄8g，制附子9g（先煎），细辛5g，川芎30g，生地18g，甘草15g。7剂。

2019年7月19日复诊：患者反映服上方1剂后，即感头沉痛及耳堵闷感减轻；7剂服完，诸症消失。

思辨：此病之辨，如从脏腑辨证入手，可能困难很多，而从方证辨证，相对简单。头痛沉，结合口不渴等无热火表现，吴茱萸汤证明显；头沉痛日久，身无力，嗜睡，无汗，脉沉，麻附细辛汤证、麻黄附子甘草汤证兼有之；面白兼暗，阳虚兼瘀，川芎引药走上，又可活血，对应头痛、耳朵堵闷，一举两得；肾开窍于耳，用生地填补肾精，又制麻黄、附子、细辛、吴茱萸之燥，一对病，二反佐。

此病大方向属阴寒之证，阳气不足、寒瘀阻滞、窍道不通为其主要病机。辨兼证，治主证，因方机相合，又方证对应，故现捷效。

## 方证对应
## 治疗心律失常

朋友父亲，67岁。患心脏病数年，平素吃西药维持，但效不佳，近半个月加重，2019年7月20日来诊。症见身极无力，心慌，出汗，面黄，口渴，血压100/70mmHg；听诊，严重心律不齐。舌质淡红，苔白厚，脉结代。

处方：党参18g，麦冬18g，五味子10g，生地15g，制附子9g，干姜9g，桂枝18g，甘草18g，黄芪20g，丹参10g。7剂，每日1剂，煎药机煎，煎69分钟，分3次服。

7月29日复诊：患者反映身已有力，心慌、出汗也已消失。听诊时，我惊奇地发现，心律已完全正常，疗效出乎我意料。

思辨：患者身极无力，少阴阳虚之证，四逆汤证；合心慌，心阳不振之桂枝甘草汤证；口干、出汗、心慌，气阴不足之生脉饮（党参、麦冬、五味子）方证，生地药证；面黄，血虚之当归补血汤（黄芪、当归）证，因病位在心，丹参主治在心，又功同四物，故以丹参易当归，益气养血活血。全方方证对应，故取奇效。

# 方证对应，魅力无穷

### 案1 半夏泻心汤加味治湿疹案

段某，男，29岁。2018年5月来诊。左腿、两侧腹股沟多发湿疹，局部发红、渗液，奇痒已年余，并伴肛周潮湿、发痒、有异味，百法不效。有时胃脘满闷。舌红，苔薄白，脉弦数。

思辨：皮肤发红，主热；渗液，主湿；肛周湿痒，湿热下注；胃脘满闷，中焦不畅；脾胃运化失司，聚湿生热，蕴于肌肤，下注前后二阴，则肛周、腹股沟、皮肤潮湿、发红、瘙痒。故突破口应从脾胃入手，用半夏泻心汤加减。

处方：半夏18g，黄连3g，黄芩10g，干姜8g，党参15g，甘草15g，杏仁10g，薏苡仁30g，茯苓30g，大枣3枚。7剂，每日1剂，煎2次。

服药7剂，腹股沟、肛周湿痒消失，左腿湿疹也大减轻，又开7剂，巩固疗效。

思辨：半夏泻心辛开苦降，畅达中焦，除湿清热为君；杏仁、薏苡仁、茯苓宣肺、健脾、除湿、止痒为臣佐。因方对其机，故显佳效。

半夏泻心汤治疗胃脘满闷，属方证对应；治疗皮肤病，因病机相同，体现了中医异病同治的特色。

### 案 2　尿闭案

谢某，男，66 岁，2018 年 2 月 12 日来诊。患者反映，尿闭已 2 个月，在某医院诊为尿道狭窄，已做两次手术，但就是尿管拔不掉，不会自主排尿。来时症见：面色稍黄，口干苦，大便干、5 日一行，下肢水肿，舌质红，苔白干略腻，脉弦细数。

处方：柴胡 15g，黄芩 12g，大黄 10g（后下），枳实 10g，半夏 10g，白芍 15g，甘草 10g，当归 15g，泽泻 20g，白术 15g，川芎 10g，茯苓 20g，杏仁 10g。7 剂，每日 1 剂，煎 2 次。

2 月 21 日复诊：患者反映诸症减轻，大便已利，虽尿管未拔，但感觉已会自主小便。守方又开 7 剂。

23 日患者来电话，说自己已到当地中医院，问尿管要不要拔。我说，早晚得拔，就拔掉观察观察。2 月 26 日，患者再次来电，高兴地说，持续 2 个月之久的带尿管生活宣告结束，4 天来已能痛快地小便，感觉好极了！

思辨：口干苦，大便秘结，典型少阳阳明合证，有是证用是方，大柴胡汤。患病 2 个月余，久病必虚；手术 2 次，必有血瘀；患病日久，心情不佳，故有肝郁；住院日久，久卧伤气，运化不力，兼脾虚可能性大；小便不利、下肢水肿，兼有水饮，故选当归芍药散疏肝健脾、养血活血、利水逐饮。加杏仁一味，提壶揭盖，宣肺利水，又可润肠通便。因方对其证、方对其（病）理，故效如桴鼓。

### 案 3 头晕验案

关某，男，54 岁。头晕一月余，站立不稳，恶心，心悸，耳鸣，住院输液不效，血压 130/80mmHg，心脏放支架 2 年。舌体大，苔白腻，脉弦。

思辨：舌大为脾虚，苔腻为痰湿，脾虚湿盛为主要病机，痰湿中阻脾胃则恶心，痰湿蒙蔽清窍则头晕耳鸣，痰湿阻碍心阳则心悸。故选二陈汤、理中汤、苓桂术甘汤合方。

处方：半夏 25g，茯苓 40g，干姜 5g，陈皮 10g，党参 15g，白术 15g，桂枝 20g，大枣 5 枚。7 剂，每日 1 剂，煎 2 次。

患者反映，上药服后即效；7 剂服完，头晕、恶心已愈，耳鸣减轻。守方稍加减，又开 7 剂善后。

### 案 4 头痛、脸发烘热案

李某，男，51 岁。头后沉重疼痛，眼昏花，脸发烘热感已数月。观其面部水肿，面红如妆，舌质暗红，苔薄白，脉弦紧。

处方：麻黄 6g，桂枝 15g，白芍 15g，葛根 40g，川芎 20g，吴茱萸 6g，党参 15g，黄柏 10g，砂仁 6g，甘草 12g，牡蛎 20g，大枣 5 枚。7 剂，每日 1 剂，煎 2 次。

患者复诊反映服上方一顿，半小时后即感头痛若失，眼明亮许多；药服完，脸烘热感等余症也消失。

思辨：此患者头后痛，脉紧，葛根汤证（方内麻黄又可宣肺利水，对应面部水肿）；头痛日久，恐葛根汤温通开结活血力不足，故佐吴茱萸汤加川芎，加强散寒开结止痛作用。说到这，您该说了，面红如妆，又无恶寒，还用麻黄、桂枝、吴茱萸？您还别说，头痛日久，不用辛温剂散寒开结还真不行！不过脸发烘热、面红如妆，虚火外炎证也得治治，故用郑钦安之封髓丹加牡蛎，一可收阴火，潜阳热，又可制约麻黄、桂枝、吴茱萸之弊（方中白芍也有此效）。全方寒温并用，散敛结合，仲师经方与郑氏时方相合，方证对应，方机对应，故现"一服知"之效。

### 案 5　做噩梦、骂人案

夏某，女，66 岁。每天晚上做噩梦、骂人，已数月。胸闷，胃脘满闷，肚子发热，便干，反复口疮，口干苦，舌红苔薄白，脉弦数。

思辨：肚子发热，便干，口干苦，脉弦数，少阳阳明合证，大柴胡汤证；胃脘满闷，反复口疮，心下痞，中焦不畅，泻心汤证；至于胸闷，中焦不通，则心（火）肺（气）下降之路受阻之故；肝胃心火郁滞，扰动心神，则做噩梦、骂人。心中明了，果断处方，大柴胡汤合泻心汤加减。

处方：柴胡 12g，黄芩 10g，半夏 15g，大黄 13g（后下），枳实 10g，白芍 18g，甘草 10g，黄连 3g，干姜 6g，党参 15g，生龙骨 20g，生牡蛎 20g，大枣 5 枚。10 剂，每日 1 剂，煎 2 次。

服上方 1 剂即大效，睡眠改善；药服完，诸症基本消失，做噩梦、骂人症状也十去八九。

### 案 6 腰椎间盘突出症案

李某，女，70 岁。4 个月前来诊，腰痛已 2 月余，不能直腰，被迫体位弯腰近 90°拄杖行走。消瘦，面黄，下肢水肿。自述头晕，身无力。西医检查腰椎间盘突出症，保守治疗乏效，建议手术治疗，因惧怕手术又听人介绍而来诊。

处方：黄芪 20g，党参 15g，当归 10g，附子 15g（先煎），茯苓 30g，白术 15g，白芍.25g，干姜 8g，甘草 13g，木瓜 10g，山楂 15g，大枣 5 枚。

患者反映，服上方 7 剂后即大效；随症加减治疗至今一月余，已能拄杖直腰行走。2019 年 8 月 19 日又来复诊，患者笑着说："今天出门忘拿拐杖了。"我看她站得挺直，走路也不弯腰，心中充满了自豪之感。

思辨：此病之辨，患者下肢水肿、身无力，阳虚水泛之真武汤证明显；面黄、头晕、身无力，气血不足之当归补血汤证。气血不足，阳虚湿停为其主要病机，因病机明了，又方证对应，故显佳效。真武汤合黄芪补血汤加味，让一个腰椎间盘突出症引起腰痛、弯腰近 90° 的患者重新站直行走。

### 案 7　轻药重用疗胃痛（胃癌引起）案

徐某，男，74 岁。胃脘烧痛几个月，食少纳差，吃西药住院均不效，喝水即打嗝，检查示胃贲门癌。舌红，苔薄白，脉弦。

处方：桂枝 20g，白芍 40g，蒲公英 40g，甘草 15g，山楂 15g，鸡内金 15g，大枣 5 枚。

患者反映，此方服后即效；服药 21 剂，打嗝消失，饮食复常，胃脘烧痛感也明显缓解。

思辨：胃脘痛日久，阴阳俱不足之小建中汤证，因证偏热，故去生姜；胃脘烧灼感，胃火盛，用黄芩、黄连又惧过寒，选蒲公英，取其寒凉轻清之性，轻药重用 40g，既完成清胃热之重任，又不至过寒伤胃；食少纳差，用山楂、鸡内金健胃消食。全方以小建中汤养胃止痛为君，以蒲公英清解胃火为臣，以山楂、鸡内金健胃消食为佐使，虽方药平淡无奇，因方证机对应，故现佳效！

### 案 8　神奇的理中建中法

朱某，女，62 岁。胃脘、右胁下痛 23 年，1 个月前来诊。喜热食，口不苦、略干，便溏，失眠，舌质红，苔白腻，脉沉弦。

思辨：便溏，喜热食，太阴脾虚，理中汤证；胃脘痛，日久脉沉，小建中、附子证；失眠，龙骨、牡蛎药证。其病大方向属虚属寒，理中建中法正对其证。至于失眠，"胃不和则卧不安"，故温中和胃法也对其病机。

处方：党参 15g，白术 15g，干姜 12g，甘草 12g，桂枝 10g，白芍 20g，龙骨 18g，牡蛎 18g，附子 8g，大枣 5 枚。

服上方 7 剂，胃脘、胁下痛即明显好转；用药 4 周，2019 年 9 月 4 日复诊，患者言失眠已愈，诸症悉平。

理中建中法能补、能缓、能温、能和，对于虚、痛、寒之证，常出奇效！

## 经方合方
## 治疗手麻木案

杨某，男，75 岁。手麻木 10 余年。自述 10 余年前一个下雪天，天气极寒，自己骑自行车从外地回来，衣着单薄，到家冻得像冰人一样，从此开始手麻木至今，百法不效，平时伴睡眠不好。

思辨：《金匮要略》血痹病篇云"问曰：血痹病从何得之？师曰：夫尊荣人，骨弱肌肤盛，重因疲劳汗出，卧不时动摇，加被微风，遂得之"。又说："血痹，阴阳俱微，寸口关上微，尺中小紧，外证身体不仁，如风痹状，黄芪桂枝五物汤主之。"

此人虽体质壮实，非"尊荣人"，但气候恶劣，寒邪直中，造成气血经络不通之机与"血痹"相同，故以黄芪桂枝五物汤为君；寒邪过猛，直中经络，又天长日久，正气不足，一需大力扶正，还要兼以驱寒，麻附细辛汤可担此任；睡眠不好，加龙骨、牡蛎，一可安神，又可敛精气扶正，还可防麻黄、细辛伤正。思想已定，果断处方：

麻黄8g，附子9g（先煎），细辛3g，黄芪30g，桂枝18g，白芍18g，龙骨20g，牡蛎30g，干姜3g，大枣5枚。

患者反映，服上方5剂后即病去五六；服药20剂，2019年8月20日复诊，麻木感已基本消失。

## 金水六君煎治疗
## 顽固咳嗽案二则

金水六君煎，由当归、熟地合二陈汤组成，是景岳先师所创。主治肺肾虚寒，水泛为痰；或年迈阴虚，血气不足，外受风寒。症见咳嗽呕恶，喘逆多痰，痰带咸味；或咽干口燥，自觉口咸；舌质红，苔白滑或薄腻等。

本方的特点是以当归、熟地滋阴血，二陈汤化痰湿，组方看似矛盾，养阴之药易阻气滞痰，而化痰之剂又温燥易伤阴，因之陈修园《景岳新方贬》訾其立方杂乱，谓："景岳取熟地寒润，当归辛润，加此二味，自注为肺肾虚寒之剂。不知肺寒非干姜、细辛、五味子合用不可，肾寒非干姜、附子重用不可。若用当归、熟地之寒湿助其水饮，则阴霾四布，水势上凌，而气逆咳嗽之病日甚矣。燥湿二气，若冰炭之反，景岳以骑墙之见，杂凑成方。"

我个人认为，当归、熟地养血补肾，其扶正作用与二陈化痰作用并不矛盾，但其适应证对新感正不虚之人不宜，而对老年正气不足或久病咳嗽伤及正气，夜晚咳嗽加重之人，在辨证用经方的基础上合用金水六君煎效果显著。"实践是检验真理的唯一标准"，下面一家"奶奶、孙子"两例久咳治疗的病案，就很好地说明了此法可效。

咱先从这家小孙子说起。赵某，男，8岁。咳嗽几个月，晚上、早上厉害，鼻塞，干呕，咽喉不利，晚上出汗，诸法不效；又到郑州某医院诊为螨虫过敏，吃西药半个月不效。平素多动，2019年9月14日来诊。舌质红，苔白腻，脉弦略数。辨为外寒内热，兼痰湿、正虚。方用麻杏甘石汤合桔梗甘草汤、金水六君煎。

处方：麻黄6g，杏仁8g，生石膏20g，甘草10g，桔梗8g，陈皮6g，半夏8g，茯苓10g，当归8g，熟地8g，大枣5枚。7剂。

9月23日复诊：咳嗽已好八成，晚上汗出也消失，余症均平。

再说说这小孩的奶奶。田某，女，73岁。咳嗽几个月，咳吐白痰，夜晚加重，2019年9月18日来诊。舌质淡红，苔白腻，脉弦紧。诊为肺肾亏虚，外寒内饮。方用小青龙汤合金水六君煎。

处方：麻黄8g，桂枝15g，白芍15g，干姜12g，半夏18g，甘草13g，细辛3g，五味子10g，陈皮6g，茯苓18g，当归12g，熟地15g。5剂。

9月23日复诊，咳嗽大减轻。

# 从一病例看
# 中医的优势

一月前诊一患者，男性，56岁。自述一侧面颊有风吹感，难受至极，已一年余，在数家医院检查（CT示脑部无异常）治疗，花钱无数，均不效。舌质红，苔薄白，脉弦紧。

处方：麻黄9g，附子10g（先煎），细辛3g，黄芪30g，桂枝20g，白芍20g，丹参15g，桃仁12g，干姜6g，大枣5枚。

患者反映，上方服1剂即效；7剂服完，病愈八九；服药月余，愈！

思辨：此病因查不出病，西医治疗开些营养神经类药，无的放矢，故无寸功。从中医角度看，面颊风吹感，风、寒、暑、湿、燥、火，六淫之中风寒之邪侵袭所致，一目了然。风寒外袭，首犯人体之表，营卫失和，日久正气不足，驱邪乏力，致日久不愈。故治疗大法以调和营卫，补益正气，驱风寒外出为根本，方选麻附细辛汤驱风寒外出为君；用黄芪桂枝五物汤调和营卫，补益正气为臣；"祛风先活血，血和风自灭"，故加丹参、桃仁佐助之。因证、机、方对应，故取捷效。

　　此案，如从西医角度看，云里雾里，感觉不可思议，可在中医人看来，因理法清晰，方证又对应，故病获痊愈，也是理所当然的事情。这就是中医的优势！

## 失眠治法一得

　　心火过旺，舌尖红，心烦焦虑，心悸，黄连、百合、栀子降心火安神；（心）气阴不足，心悸气短，脉微自汗，生脉饮，益气养阴安神；心虚胆怯，朱砂、龙骨、牡蛎镇心安神。

　　肝阴不足，当归、白芍、地黄养肝阴安神；肝阳（火）亢盛，珍珠母、丹皮、栀子、龙骨、牡蛎潜阳敛火安神；肝气郁结，四逆散、逍遥丸、小柴胡舒肝安神。

　　脾虚湿盛，四君、二陈中半夏、茯苓除湿化痰安神效佳，量宜大；脾阳不振，下利腹痛，理中、建中也可安神；胃热脾寒，半夏泻心，胃和则卧安。

外寒内饮，肺系咳嗽诱发不寐，小青龙汤咳止则能寐，半夏量宜大，麻黄量宜小，3g 即可，过多兴奋大脑，反致失眠。

肾水不足，不可制约心火，生地大量首选，配百合，百合、地黄更是绝配；肾阳不足，虚火外炎之不睡，小量肉桂、附子，配封髓丹、龙骨、牡蛎效佳，附子量一般用三五克，此处用其引火归原，过多则会动火，加重失眠。

久病失眠，百法不效，面暗唇青，舌暗红口干，瘀热互结，扰动心神，血府逐瘀加牡蛎，疏肝解郁（瘀），养阴清热，安神。牡蛎可用 30 ～ 100g，性微凉，几无副作用，量小效不佳。另也常配牛膝、小量大黄引火下行，效更好。

……

失眠，有肝郁，有痰湿，有阴虚，有阳虚，有瘀血……但多从火（包括虚火）化，降其火，引火下行、补水平衡其火、引火归原等。总之，设法让大脑晚上不那么兴奋，使"水火相济，引阳入阴"是治疗失眠之大法。

## 三味小药方，
## 治愈了数月的失眠

本村老支书，大前天来诊，自述数月不眠，西医久治不效，伴头晕，口极干。观其面红，眼红，眼睑因睡不好而呈水肿状。一量血压 200/100mmHg，平素服降压药效不佳。舌红，苔少，脉弦数。

处方：生地 10g，黄连 3g，龙骨 20g。均为中药免煎剂，这是一次量，因患者自述不想吃中药，故药味精简到 3 味，共开了 5 次量，1 日 2 次，冲服。

2019 年 12 月 22 日复诊：患者反映药服完，失眠已愈，头晕、口干也大改善，又量血压 160/90mmHg。

我给老支书讲，中医文化博大精深，此方虽只有 3 味药，却包含着大医理。中医讲，在正常情况下，阴阳平衡，水火相济，心火下降温暖肾水，肾水上升制约心火，水火阴阳应是动态的平衡状态。您口极干，反映（肾）水不足；面色红，说明（心）火太旺。阴阳水火不平衡了，水制约不住火了，大脑过于兴奋才睡不着，故用生地滋滋肾水，用黄连降降心火，加龙骨交通阴阳、安神定志。3 味药，一补水，一降火，一平衡，药一用，水火相济，阴阳平衡，故能睡着。

## 宿疾新感喘家作，伤寒景岳局方合；经方时方要对路，辨证无招胜有招

苏某，男，55 岁，新安县人，2018 年 12 月 16 日来诊。咳嗽吐黄痰数天，喘息，一进诊室即可听见痰鸣音，早上胸

闷，口干，出汗，怕冷，脚冷，肚脐下痛，小便不利。平素有慢性气管炎史数十年。舌质红，苔白腻，脉弦。

处方：桂枝 25g，白芍 25g，杏仁 15g，厚朴 15g，茯苓 18g，半夏 18g，陈皮 6g，甘草 12g，瓜蒌 20g，冬瓜仁 20g，芦根 20g，桃仁 10g，生石膏 50g，熟地 20g。7 剂，每日 1 剂，煎 2 次。

12 月 27 日复诊：诸症大减轻，对面已听不到痰鸣音。患者也感叹地说："想不到这么多年的毛病，中药疗效会如此之好。"

思辨：《伤寒论》有"喘家作，桂枝加厚朴杏子佳"之语。此患者素有喘疾，新感加重，正对其证，故以桂枝加厚朴杏子（仁）汤为君，解肌祛风，降气定喘；痰黄稠，又久病（有瘀），故以苇茎汤加石膏为佐助，清热化痰逐瘀；脚冷，又有胸闷，肾不纳气，故加熟地温肾纳气，合二陈有金水六君之意；肚脐下痛，小便不利，膀胱气化不利，水饮为患，因方中有茯苓、桂枝，正好解之。

## 治咳喘名方
## "桂枝加厚朴杏子汤"小议

《伤寒论》第 18 条云："喘家作，桂枝汤加厚朴杏子佳。"

喘家，咳喘日久，都成"专家"了，指慢性喘咳之人。

作，急性发作。素患喘咳，急性发作，用桂枝汤，一可解肌祛风治新感，又可调和营卫，扶正气，疗旧疾。加炙厚朴、杏仁降气平喘，消痰导滞。肺的生理，宣发和肃降，桂枝汤扶正又可宣发，杏仁、厚朴降气消痰可肃降，上下内外通达，则喘咳自愈。

此方我临证常用，其适用证：只要见久病喘咳，无论平素或新感急性发作均可使用。其加减：如伴外寒内热，口干心烦，伍麻杏甘石汤；伴外寒内饮，吐白清稀痰或白泡沫痰，小青龙汤合之；稍动即喘，上气不接下气，伴心衰者，合真武汤；伴肚大腹胀，大便干或不利，体格壮实，佐大柴胡汤；久病咳痰发咸，夜咳甚，与金水六君煎相伍；有黄稠痰，咳吐不利，心下满痛，并用小陷胸汤；伴胸闷胸痛，常与栝楼薤白半夏汤同用；胸闷气急，吐痰腥臭，配千金苇茎汤；头晕心悸兼咳喘者，与苓桂术甘汤配伍；兼见胃脘满闷，半夏泻心也常同行；如兼见身无力，大便稀，附子理中合用效佳……

## 咳嗽小验

小儿外感，急性发病，发热，恶寒，咳嗽、伴面红声粗，或喉中痰鸣，大便略干的，多外寒里热，麻杏甘石汤或合小柴胡汤，常出显效。

如咳嗽日久不愈，反复发生，咽痒，阵发性剧咳，流清水鼻涕，咳白泡沫痰或白清稀痰，或干咳无痰，只要不见黄痰，小青龙汤大胆用之，常出奇效。如口干重，可加生石膏。

凡咳嗽日久，一两年及以上者，CT 示肺上有结节、肺大泡、肺积水，或有不明阴影者，咳痰不利，痰黄白相兼，舌紫暗苔少者，多为外寒内热，并伴瘀血停留，用麻杏甘石汤合小陷胸汤、千金苇茎汤、桔梗甘草汤，我常把它称为麻小苇桔汤，作用甚好。

另外，平素有心功能不全，伴咳嗽，胸闷，稍走两步或平卧加重，桂枝加厚朴杏子汤合真武汤，一用即效。

如日久干咳，伴咽干不利，或咽部有发热感，舌红苔少，养阴清肺汤合麦门冬汤效佳。如症状较轻，用麦冬、桔梗、甘草小量，泡水代茶饮，也能缓解。

……

咳嗽听起来是个小病，可临证时，病因病机多样，症状也各不同，治疗并不简单。以上只是我临证的一点小验。

## 清肺排毒汤：
## 我的解读

2020 年 2 月 6 日，国家卫生健康委员会、国家中医药管理局发文，推荐在中西医结合救治新型冠状病毒感染的肺炎中使用清肺排毒汤。

清肺排毒汤组成：

麻黄 9g，炙甘草 9g，杏仁 9g，生石膏 15～30g，桂枝 9g，泽泻 9g，猪苓 9g，白术 9g，茯苓 15g，柴胡 16g，黄芩 6g，姜半夏 9g，生姜 9g，紫菀 9g，款冬花 9g，射干 9g，细辛 6g，山药 15g，枳实 6g，陈皮 6g，藿香 9g。

使用传统中药饮片，水煎服，一天一剂，早晚 2 次（饭后 40 分钟），温服。

如有条件，每剂药服用后，喝大米汤半碗；舌干津液亏虚者，可多喝至一碗。

此方由麻杏甘石汤、五苓散、小柴胡汤、射干麻黄汤、二陈汤化裁而来，其药物可分几组：第一组，辛温解表药，麻黄、桂枝、柴胡、生姜、藿香，针对风寒表证；第二组，除湿化痰饮药，茯苓、猪苓、泽泻、半夏、细辛、陈皮、白术、紫菀、款冬花，针对痰饮之里证；第三组，清热类，射干、黄芩、石膏偏于清肺经热邪；第四组，枳实、杏仁通降肺气；第五组，扶正健脾胃药，山药、炙甘草、大米粥补脾胃，养津液，扶正气。

此方确是好方！妙方！为啥说是好方呢？外散风寒，内化痰湿，兼以清热，还可扶正，从网络分享的病例看，确实对应大部分患者；为啥说是妙方呢？攻补兼施，寒温并用，既可解表，又可和里，药性平和，疗效确切，结合疫情紧迫的现实，拿之即来，来之能战，战之多胜，所以可称妙方。

不过对于临证，我还想再谈谈辨证。

初起恶寒，身痛，无汗，果断用麻黄汤或葛根汤，可快速截断病情。

恶寒，无汗或有汗，咳喘，烦躁口干，外寒内热，麻杏甘石汤首选。

恶寒，咽痒，阵发性咳嗽，吐白泡沫痰或白清稀痰，外寒内饮，选小青龙汤或射干麻黄汤。

舌苔白腻，痰多，痰湿为患，加二陈汤。

痰黄稠不易咳出，胸闷痛者，合用小陷胸汤。

舌暗，伴痰黏吐不利，加千金苇茎汤、桔梗甘草汤，并常与小陷胸汤、麻杏甘石汤成一组合，对应外有怕冷、身困之表寒证，内咳痰黄稠，咳吐不利，胸闷之痰热瘀之证。

发热不退，口干苦，食欲差，可合小柴胡汤加石膏。

如伴大便秘结，宣白承气汤。

如病久伤阴，舌红无苔，麦门冬汤、生脉饮，一定别忘。

如现心衰，肺中积水，不会平卧，喉中痰鸣，真武汤、四逆汤、小青龙汤合方，强心利水效也佳。

如病至后期，身极无力，脉沉微，四逆汤、参附汤当用则用，往往可起死回生……

小乡医上不了前线，只得后方支援，主意对与不对，俱是肺腑之言，供一线老师参考。

# 老中医的
# 足跟痛妙方

邻乡一大姐，患足跟痛数月，其表现：刚走几步，足跟痛得不敢着地，行走一会儿反而痛减。听人介绍让我诊治，开芍药甘草附子汤，吃药20余天，只收小效。

又一日，大姐来门诊，言："今日我又找了一民间老中医看了看，他开了个方，你看中不中？"只见一张小学生作业本纸上，歪歪扭扭写了几味药：桂枝10g，白芍15g，甘草6g，生姜3片，大枣3枚。我一看，知道遇见高手了。照方抓药，吃药3剂，痛即大轻；吃药9剂，疼痛基本消失。

芍药甘草附子汤，阴阳双补；桂枝汤，调和营卫。两方均含有芍药甘草汤，不同的是配伍，配附子重在温，配桂枝重在通。

当医生，干到老，学到老，很多时候，老前辈一出招，你不服都不行。

# 麻杏二三汤
# 治疗湿疹

**案1** 程某，男，65岁，偃师翟镇人，20多天前来诊。来时手背、头面颈部发红、痒、渗水，自述患此病已20余年，反复发作，痛苦异常，曾在多家大医院就诊，均无功而返。舌质红，苔白腻略黄，脉弦。

辨病：疑似湿疹。

辨证：湿热蕴于肌肤。

方选：麻杏薏（石）甘汤合二妙散、三仁汤加减。

方药：麻黄 12g，杏仁 12g，薏苡仁 30g，生石膏 50g，白蔻仁 6g，苍术 10g，黄柏 10g，茯苓 50g，大枣 3 枚。7 剂，一起用煎药机煎 56 分钟，1 次 200mL，1 日 3 次。

7 剂后复诊，患者反映服药 3 天即明显减轻，并一天比一天轻，效果显著。

效不更方，守方又开 7 剂。

服 14 剂后，即三诊时，诸症明显好转，患者因病之日久，怕效不牢靠，要求再开 7 剂，巩固疗效。

2018 年 5 月 21 日复诊，已基本痊愈。

20 余年顽疾，用药 21 剂，有此速效，也出乎我的意料。

扫码看患者
患处图片

至于辨证思路，皮肤红痒为有热；渗水说明有湿；舌苔黄腻是湿热证。至于麻杏薏（石）甘汤、二妙散、三仁汤（我把它简称为麻杏二三汤）的方义，我就不多说了。

我个人认为，此方能取得如此好效果，可能与其中几因素有关：第一，肺主皮毛，皮肤病多从肺论治，麻黄之用，宣肺解表，既有利于散内之郁热，又提壶揭盖，使水湿走小便而去。第二，三仁（杏、蔻、薏）宣上、畅中、渗下，上、中、下分消以治湿邪。第三，苍术、黄柏二妙燥湿清热，石膏、茯苓用大量（因病顽固日久，怕小兵敌不过悍匪）清热渗湿，量大力宏。

**案2** 无巧不成书，上案患者来看病时，三次都巧遇另一唐姓患者，唐某见其疗效神奇，遂介绍其夫（也是20余年反复湿疹患者）来诊。

其夫双手掌、左脚湿疹，反复发作20余年，2018年5月24日来诊。

当日处方：麻黄12g，杏仁12g，薏苡仁30g，生石膏50g，白蔻仁6g，苍术10g，黄柏10g，茯苓50g，大枣3枚。10剂。每日1剂，煎药机煎，1次200mL，1日3次口服。

2018年6月3日二诊：局部症状改善明显，但略显干燥，处方在原方基础上加生地18g，当归10g。又开10剂。

2018年6月12日三诊：病已基本痊愈，又守二诊方开7剂巩固。

第二案又取得如此神奇之疗效。我想，麻杏二三汤治疗湿疹（疑似），其作用也许可以复制。

扫码看患者
患处图片

# 治疗转氨酶升高，
# 我用中医思维

南坡一患者，2016年发现乙肝，转氨酶高，当时服西药稍有下降。2018年10月初，因服茵陈胃不适，去体检又发现转氨酶急剧升高，服西药1个月不效，听人介绍来诊。症见食少，纳差，便溏，厌油食，舌质淡红，苔白腻，脉弦。

处方：党参15g，白术15g，干姜10g，甘草15g，山楂15g，鸡内金15g，大枣3枚。

患者反映，服药7剂后诸症消失；14剂服完，再化验，转氨酶明显下降；又开7剂，巩固疗效。

思辨：患者服茵陈，寒凉败胃，诱发胃不适；食少、纳差、便溏，典型太阴脾虚，故以理中汤加山楂、鸡内金温脾健运消食。此病之辨，辨病因，辨病机，辨六经，辨方证，用的是纯中医思维，因方证对应，方机对应，故看似轻、淡、平之方，却出准、稳、奇之效！

## 附：患者四次化验单

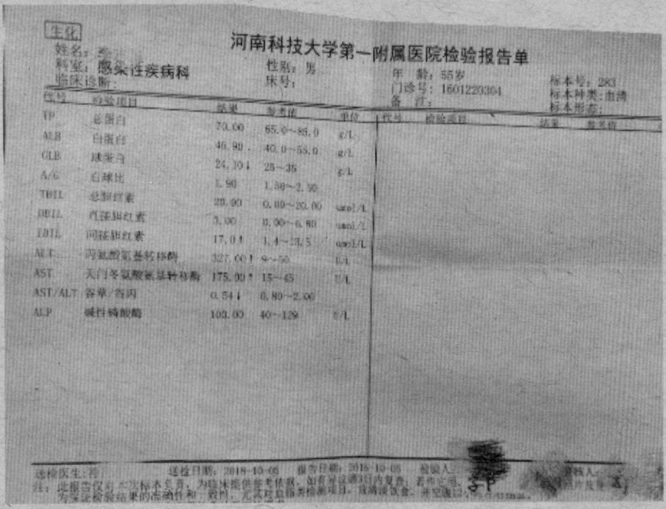

生化

河南科技大学第一附属医院检验报告单

姓名：李
科室：感染性疾病科
临床诊断：
性别：男
床号：
年　龄：55岁
门诊号：1601220304
备　注：
标本号：283
标本种类：血清
标本形态：

| 代号 | 检验项目 | 结果 | 参考值 | 单位 |
|---|---|---|---|---|
| TP | 总蛋白 | 70.00 | 65.0~85.0 | g/L |
| ALB | 白蛋白 | 46.90 | 40.0~55.0 | g/L |
| GLB | 球蛋白 | 24.10↓ | 25~35 | g/L |
| A/G | 白球比 | 1.90 | 1.50~2.50 | |
| TBIL | 总胆红素 | 20.00 | 0.00~20.00 | umol/L |
| DBIL | 直接胆红素 | 3.00 | 0.00~6.80 | umol/L |
| IBIL | 间接胆红素 | 17.0↑ | 1.4~13.5 | umol/L |
| ALT | 丙氨酸氨基转移酶 | 327.00↑ | 9~50 | U/L |
| AST | 天门冬氨酸氨基转移酶 | 175.00↑ | 15~45 | U/L |
| AST/ALT | 谷草/谷丙 | 0.54↓ | 0.80~2.00 | |
| ALP | 碱性磷酸酶 | 103.00 | 40~129 | U/L |

送检医生：　送检日期：2018-10-05　报告日期：2018-10-05　检验人：　审核人：

患者化验单 1

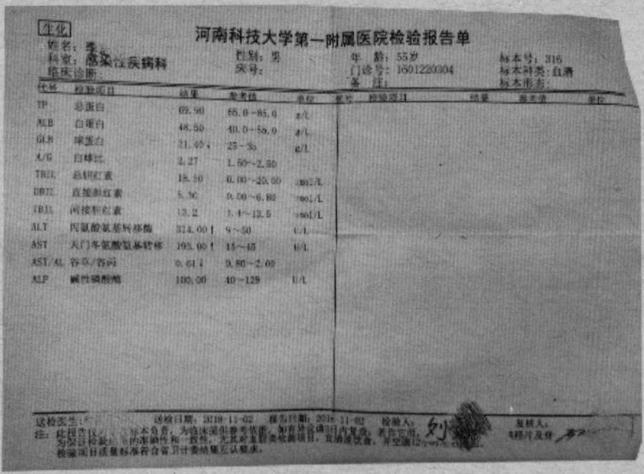

生化

河南科技大学第一附属医院检验报告单

姓名：李
科室：感染性疾病科
临床诊断：
性别：男
床号：
年　龄：55岁
门诊号：1601220304
备　注：
标本号：316
标本种类：血清
标本形态：

| 代号 | 检验项目 | 结果 | 参考值 | 单位 |
|---|---|---|---|---|
| TP | 总蛋白 | 69.90 | 65.0~85.0 | g/L |
| ALB | 白蛋白 | 48.50 | 40.0~55.0 | g/L |
| GLB | 球蛋白 | 21.40↓ | 25~35 | g/L |
| A/G | 白球比 | 2.27 | 1.50~2.50 | |
| TBIL | 总胆红素 | 18.50 | 0.00~20.00 | mol/L |
| DBIL | 直接胆红素 | 5.30 | 0.00~6.80 | mol/L |
| IBIL | 间接胆红素 | 13.2 | 1.4~13.5 | mol/L |
| ALT | 丙氨酸氨基转移酶 | 314.00↑ | 9~50 | U/L |
| AST | 天门冬氨酸氨基转移酶 | 195.00↑ | 15~45 | U/L |
| AST/AL | 谷草/谷丙 | 0.61↓ | 0.80~2.00 | |
| ALP | 碱性磷酸酶 | 100.00 | 40~129 | U/L |

送检医生：　送检日期：2018-11-02　报告日期：2018-11-02　检验人：　复核人：

患者化验单 2

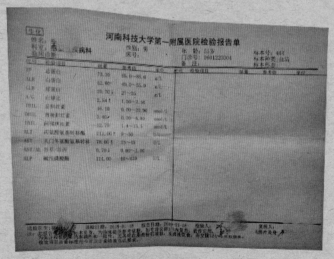

患者化验单 3

患者化验单 4

# 患者说：
# 中医疗效真中

一大娘，77岁，洛阳市区人，2019年3月3日来诊。自述1月20日右太阳穴处出现疱疹，经西医治疗，疱疹消退，但眼眶痛（剧烈）不减，右眼视物重影，口干，有时胁下痛，平素无不适，唯双手指有多年脱皮史。舌红，苔少，脉弦细数。

思辨：舌红，脉弦数，结合胁下痛（肝脉布两胁），眼眶痛（肝开窍于目），肝经有热；肝受血而能视，视物重影、口干、舌红少苔、脉细数，肝火过旺，灼伤阴津，肝血不足。肝火旺，肝血虚，经络失濡则痛，目睛失养则视物重影，故降肝火、滋肝阴为基本治则，方选小柴胡汤合四物汤加减。

处方：柴胡15g，黄芩10g，半夏15g，党参15g，甘草13g，生石膏60g，当归15g，白芍30g，生地10g，熟地10g，川芎15g，菊花3g，干姜6g，大枣5枚。每日1剂，煎2次。

服药7剂，患者反映，不仅眼眶痛十去七八，胁下痛、口干也消失，视物重影大减轻，连多年的手指脱皮也好了。遂又开7剂巩固。

扫码看患者
患处图片

3月17日三诊：患者说："我感觉舒服多啦！右眼眶痛已消失，视物也明亮许多。您再看看我的手，我都不敢相信，多年的手指脱皮也彻底好了。中医疗效真中！"

## 肚子发热、口冒火，是咋回事

　　西亳新城一老伯，84 岁，2019 年 2 月 23 日来诊。自述肚子发热，口中冒火已 3 年，晚上热得不能睡，常得起来饮水 10 余次，痛苦异常。兼见便干，脖子、手冰，多方治疗不效，曾去一三甲医院就诊，医生经检查后说无病。家人听医生言，出于好心，也常安慰他："别多想，都检查过了，您无病。"老伯说，一听谁说我无病，我就恼怒："病不在你身上，我晚上热得不能睡，我会是装的吗……"诊见舌质红，有两块瘀斑，苔薄，脉弦数。

　　思辨：舌有瘀斑，瘀血无疑；内有瘀血，日久化热，故肚子发热，口中冒火；热邪伤津，故口干多饮、便干；瘀热扰动心神，则不能睡；至于脖子冰、手冰，瘀血阻滞，阳气郁滞不通达之故。

　　病理既明，化瘀清热、养阴安神为要，果断处方：血府逐瘀汤合封髓丹加白芍、龙骨、牡蛎。

　　处方：柴胡 15g，当归 15g，生地 15g，桃仁 10g，甘草 10g，红花 10g，枳壳 10g，赤

扫码看患者
舌象图

芎 10g，川芎 10g，牛膝 10g，黄柏 10g，砂仁 6g，白芍 15g，龙骨 20g，牡蛎 20g，大枣 3 枚。

服上方 10 剂，诸症即大减轻；用药 1 个月复诊，患者说："现在感觉美多了，晚上已不用起来喝水，大便通畅，肚子热、口冒火已好七八成。"守方又开 10 剂，巩固疗效。

## 方证辨证，简而不凡

2019 年 3 月 15 日上午，患者虽很多，但我还是和以往一样，耐心听，细心诊，理、法、方、药心中明后再下药。而且我有一习惯，看过病后会给患者讲一讲，病咋来，想让它咋去……

"哥，先不讲吧，赶紧给我看看，我快崩溃啦！"循着声音，我看到了一张熟悉又陌生的面孔。这不是同学的妹妹吗，咋脸色成这样了！

看到她坐都坐不住，神情极度焦虑，赶紧跟大家打招呼："她太难受了，就让她插个队，我先给她看一下吧？！"她强忍着，带着哭腔说："我已失眠半年，在某精神病医院开药吃，不见效。这两天更严重，心烦得很，头痛，口干苦，无一点食欲，干呕，便溏，怕冷。我量了体温 37.3℃，有时心慌。"观其面，黄中兼暗，皮肤发亮。舌质稍暗，苔白厚腻，脉弦。

思辨：口苦干，心烦干呕，不欲饮食，脉弦，典型小柴胡汤证；怕冷，发热，结合久病体虚，桂枝汤证；又有失眠，桂枝加龙牡汤证；心悸，面部黄暗、皮肤发亮（肝郁血瘀兼有水饮），苔腻，苓桂证、丹参证。心中明了，果断处方：

柴胡 18g，黄芩 10g，半夏 18g，党参 15g，甘草 15g，桂枝 20g，白芍 20g，龙骨 25g，牡蛎 20g，茯苓 30g，丹参 15g，山楂 15g，干姜 8g，大枣 5 枚。7 剂，每日 1 剂，煎 2 次。

3 月 22 日复诊：患者穿一红上衣，精神如换一人。自述服上方 1 剂，已能睡着，诸症大轻。守方又开 7 剂。

3 月 30 日三诊：诸症基本消除。因病久怕再复发，又开原方 7 剂，巩固疗效。

扫码看患者
舌象图

胡希恕老师说："方证辨证是辨证的尖端。"我想说："方证辨证，简而不凡！"

## 神奇的乌梅丸

一大姐，2019 年 5 月 2 日来诊。自述半夜 1 ～ 2 点易醒，日久，多方治疗不效；伴口干，身无力，大便稍干。舌体胖大，有齿痕，苔白腻，脉弦细数。患者提醒，平素吃药胃常不适，开药要小心一点。

思辨：宋柏杉老师讲过，只要有某一症状半夜加重，伴口干，有上热下寒（个人认为，局部热整体寒也可属于）表现，脉弦，就可用乌梅丸。此患者大体符合此方证，遂开处方：

乌梅 15g、细辛 3g、桂枝 10g、党参 15g、黄附片 5g（先煎）、花椒 2g、黄柏 10g、黄连 6g、当归 10g、龙骨 20g、牡蛎 20g、半夏 15g、茯苓 20g。7 剂，每日 1 剂，煎 2 次。

5 月 10 日患者复诊：言晚上已能睡至近 5 点，除口尚有点干之外，身已有力，大便已利，并且服后胃无不适。效果明显，守方小加减，巩固疗效。

再验乌梅丸：韩大婶，女，62 岁。头痛 19 年，诸法不效，7 日前来诊。面红，颈部痛，胃脘满闷，失眠（较重），口干苦，大便干，身无力。舌质暗有裂纹，苔白厚腻，脉弦。曾用吴茱萸汤、半夏泻心汤、桂枝汤合方治疗不效。

诊为寒热错杂厥阴证兼瘀血证。

处方：乌梅 15g、细辛 5g、党参 15g、桂枝 15g、黄附片 6g（先煎）、花椒 2g、黄柏 10g、黄连 6g、当归 10g、干姜 6g、川芎 20g、山楂 15g、大枣 5 枚。7 剂，每日 1 剂，煎 2 次。

5 月 13 日复诊：患者反映诸症获突破性疗效。一看舌象，我也被乌梅丸之效果震惊。同道您一定会问，这症状一派热象，你咋辨为寒热错杂？我想说，这是一种感觉。此患者唇舌暗青（寒证），给了我辨证的依据。厥阴病最难治，此患者疗效只是大轻，离治愈还有距离，小医

扫码看患者
舌象图

我还得努力。

## 治下肢水肿，
## 常出奇效的足胕消肿汤

2019 年 5 月 15 日同学来微信，言父亲下肢水肿几个月，约我明天给看一下。5 月 16 日上午一上班，大伯第一个来诊，因同学已说过大概情况，故就直接让大伯把裤腿提起，先看一下腿脚水肿情况，其严重程度超乎我想象。

大家知道，水往低处走，水肿一证，眼睑、面部水肿，因睡觉原因常上午重下午轻，而下肢水肿，一般下午重上午轻，可大伯早 8 点下肢水肿情况就如此之重，您可以想象一下，那到下午会肿成啥程度。腿上带如此多的多余之水，能迈动步吗？痛苦可想而知。大伯自述，此病非同学说的几个月，而是 10 年之久，只是年后去苏州女儿处住了 1 个月后加重。2016 年曾患前列腺癌，做了电切割术并化疗。舌质红，苔薄白，脉沉弦。

思辨：从发病时间看，已 10 年余，按逻辑思维，发病时间早，可能与癌无关。去苏州住 1 个月加重，苏州地处南方，气候潮湿，刚过完年，气温尚低，又寒又湿，寒湿之邪留注于下肢，这不就是中医讲的"脚气病"吗？这不就是焦树德老师讲的"足胕消肿汤"证吗？自从 20 年前读过此方，对足胕部水肿，我屡用屡验。我曾用之治愈邻村一大哥双侧股骨头置换后引起双足重度水肿，疼痛异常，一步都不能走，西医三甲医院诊为重证滑膜炎，说"不好治"。我给他用此方一两个月，彻底治愈。现在已几年，此大哥开车、走路状如常人。我还用此方治疗高龙镇逯寨村一夫妇，男的一条腿下肢静脉血栓，引起下肢水肿3年余，穿了3年弹力袜也不效，脚面有瘀斑，用此方加桃仁、红花，7剂大效，一月余病愈；其妻不明原因的足踝水肿数年，反复发作，一发作吃此方10余剂即平，这几年越治越轻，已基本治愈。还有一朋友大哥，脚踝水肿疼痛三四年，用此方半个月即愈……

心中明了，果断处方：茯苓20g，苍术10g，槟榔10g，木瓜10g，苏叶12g，生薏米20g，黄柏10g，牛膝10g，防己10g，桔梗10g，吴茱萸5g，大枣5枚。7剂。

5月22日同学发微信反映，病已大轻。药用完，5月23日上午，大伯准时复诊，诸症大减轻，守方7剂巩固疗效。

足胻消肿汤的方解，我就不多说啦，焦树德老师的《方剂心得十讲》最后一篇有详细论述，同道可再看看。另外，此方药味较多，为便于记忆，我编了个方歌，个人认为挺顺口，在此与大家分享。

扫码看患者腿部

足胻（读"衡"）苓术榔木瓜，苏梗（苏叶）薏米黄牛加；

防己桔梗吴茱萸，下肢水肿效堪夸！

# 小乡医抗癌记

说起治疗癌证，好像这是大医院的专利，在人们印象中，乡村医生一不懂癌，更别说治了，可据我的临证实践，在基层用中医中药抗癌，患者不仅花费最少，疗效也是不错的。下面分享一案：

杨某，男，伊滨区人。2004年诊出胃癌，胃切除2/3，已存活15年（患者反映，当时医生让化疗6次，自己只化疗了1次）。今年复发，检查示癌细胞转移，在某三甲医院化疗后病情加重。2019年4月19日来诊，身极无力，已不能食几天，大便干，面暗舌青，苔白腻，脉弦大数。

思辨：脉弦大数，大便干，肝胃郁热；不能食，脾虚之候。疏肝和胃，健脾消食，解决吃饭问题是当务之急，选小柴胡汤、半夏泻心汤、四君子汤合方为君；身极无力，面暗舌青，气血不足，兼血瘀之证，此时正气不足，宜以扶正为主，兼以活血，方选当归补血汤。主意定，遂处方：

柴胡15g，黄芩10g，半夏15g，党参18g，干姜6g，甘草15g，大黄6g，黄连3g，白术15g，茯苓15g，山楂15g，鸡内金15g，黄芪15g，当归15g，大枣5枚。

5月7日复诊：服上方2周，患者身已有力，饮食改善，但尚有食少纳差、便溏，面色、舌象好转。

正气已复，还以调理中焦为主，小柴胡汤加减。

处方：柴胡 12g，黄芩 10g，半夏 15g，党参 15g，甘草 15g，干姜 10g，山楂 15g，大枣 5 枚。

6 月 7 日三诊：口稍干，大便略干，饮食明显改善，脉趋和缓，面色、舌象继续好转。因口干、便干，阳明热盛，上次方加生石膏 40g，大黄 5g。

6 月 15 日四诊：气色、饮食继续改善，稍有心烧、泛酸，加蒲公英 20g。

7 月 1 日五诊：患者面色红润，自述饮食复常，每天出去散步、拉二胡，状如常人。

目前，患者尚在治疗中。说到这，您可能会说，患者复查了没有？癌细胞还有没有？我想告诉您，对于治病，中医相信的是患者的感觉，检查仅供参考。今日分享此案，是想告诉大家，中医治疗此病，思路主要为"调整脏腑之间的协调能力，最大可能让患者能吃能睡，增加人体正气，正气足了，邪气则自然败退"。如果您还是在看"这数值"，用放化疗压"那指标"，可能患者又走上了"科学"的死亡之路……

扫码看患者
面色、舌象图

## 起水上升、温脾布津治舌裂

**案1** 袁某，男，45岁，李村镇人。舌裂10余年，面暗唇青，食欲不振，脉沉略弦。

处方：党参15g，白术15g，干姜6g，甘草13g，麦冬30g，半夏10g，山楂15g，大枣5枚。

患者反映，上方服上即效。此方服后，肚子特别舒服，食欲大增，间断服药3个月左右，面暗、唇青大好，舌裂也明显好转。

**案2** 吕某，女，46岁，孟津人。自述舌头有嫩感，吃的饭稍热即感舌头疼痛，已数年，用药无数，均不效。舌红少苔有裂纹，脉细略沉。

处方：党参15g，白术15g，干姜8g，甘草15g，山药15g，麦冬30g，半夏10g，大枣5枚。10剂，煎药机煎，煎56分钟，1日3次，1次200mL，口服。

服药10剂，舌痛明显好转，舌裂也明显好转，以后每次复诊，即守方开药10剂，服药月余，诸症基本消失。

思辨：舌裂根本是津不达舌，其病机关键有二：一是津液不足，二是津液输布异常。

扫码看患者舌象图

《素问·经脉别论》曰："饮入于胃，游溢精气，上输于脾，脾气散精，上归于肺，通调水道，下输膀胱，水精四布，五经并行，合于四时五脏阴阳，揆度以为常也。"讲的虽是人体水液代谢的基本过程，但同时也反映了津液的运行输布要点——胃之受纳，脾之转输，肺之宣肃等。也就是说，津液的布达，不仅要有津液，而且还要有运送、输布津液的动力。以上两例患者，舌大辨为脾阳不振，运化失司，故以理中汤温脾助运；舌红有裂纹是津液不足，肺胃阴伤，故以麦门冬汤滋养肺胃之津。两方合用，通过理中汤的温脾助运，加上麦门冬汤的补充（肺胃）津液，协同互助，一阳一阴，一补一运，很好地完成了起水上升、布达津液润泽于舌的目的，因方机相合，又方证对应，故显佳效。

## 乌梅丸再次让我
## 感受到中医的神奇

杨某，男，42岁，偃师顾县人，2020年1月21日来诊。自述拉肚子日久，1日4次左右，夜间尤甚，伴下坠、肠鸣，休息不好，阴囊潮湿。舌体胖大，舌质淡红、有裂纹，舌前1/3少苔，中后部苔灰腻，脉弦。

处方：乌梅12g，细辛3g，桂枝15g，党参15g，附子8g（先煎），花椒2g，黄柏10g，干姜12g，黄连5g，山药15g，茯苓 18g，大枣 5 枚。7 剂。

1 月 31 日复诊：患者自述服上方大效，腹泻次数明显减少，腹痛、下坠感也消失，晚上已能快速入睡，身上也感觉有劲。遂守方又开 7 剂。

服药 14 剂，2 月 21 日，患者陪其媳妇来看病，自述诸症消失，因病久怕恢复不牢固，要求再开几剂，巩固巩固。

思辨：此人腹泻日久，晚上尤甚，舌体胖大，苔灰腻，看似太阴少阴虚寒之证，叵结合舌前少苔、有裂纹等热证伤阴之象，加上睡眠不好、脉弦之心肝火旺表现，从六经辨，病已成寒热错杂、虚实兼见之厥阴病。故方选乌梅丸加减，以附子、干姜、蜀椒、桂枝、细辛温脾益肾、散寒除湿，以黄连、黄柏清热燥湿，以乌梅、党参养阴敛津。因下利为主症，故去当归，以防滑肠，加山药、茯苓加强健脾利水作用。因六经辨证明确，方证、药证对应，故显捷效。

扫码看患者
舌象图

## 中医对冠心病
## 作用很好

案 1　史某，女，65 岁。稍动即胸痛一年余，心悸，怕冷，心脏造影示冠状血管堵塞 75% ～ 80%，医院建议手术治疗。患者因惧怕手术，听人介绍，年前来诊。舌质暗红，苔白略腻，脉沉紧。

处方：附子 9g（先煎），桂枝 15g，薤白 13g，党参 15g，麦冬 15g，五味子 10g，丹参 15g，桃仁 10g，川芎 10g，红花 6g，大枣 5 枚。

患者反映，上方服 7 剂，胸痛即明显缓解；服药 14 剂，诸症消失。因天气寒冷，惧再复发，春节后又来开药，巩固疗效。

思辨：此患者稍动即胸痛，西医属冠心病，劳力性心绞痛。中医认为，不通则痛，怕冷重，阳虚寒凝，故以桂枝、附子、薤白温阳通阳止痛；久病必虚，故以生脉饮，益气养阴扶正，合桂附又有益阴扶阳之妙；通则不痛，故以丹参、川芎、桃仁、红花为佐，活血通络止痛。全方温阳为主，养阴活血为辅。服后阳气通达，气阴充足，血脉畅通，故胸痛消失。

**案 2** 杨某，男，76 岁。胸闷、头晕、失眠、心悸已 4 个月，曾服瓜蒌薤白剂乏效。2020 年 1 月 5 日来诊，诊见面暗，舌青，苔厚腻，脉弦。

处方：柴胡 12g，当归 12g，生地 20g，桃仁 10g，红花 5g，枳壳 10g，川芎 10g，赤芍 10g，牛膝 10g，甘草 10g，茯苓 20g，白术 15g，泽泻 15g，大枣 5 枚。

扫码看患者舌象图

服药 7 剂即大效；服药 3 周，病愈八九。为巩固疗效，坚持服药至今。

思辨：此患者面暗、舌青，瘀血证明显，况又有胸闷、失眠，血府逐瘀汤正对其证；头晕、苔腻，水湿为患，泽泻汤主之。合证则合方，因方证对应准确，虽病久，也显捷效。

## 遗精病证千奇百怪，
## 用经方更需抽丝剥茧

**案 1** 党某，男，26 岁。遗精数年，腰困，睡眠不好，口臭也已数年，诸法不效。舌质红，苔白厚，脉弦。

思辨：口臭、睡眠不好，火热太旺；腰困、遗精，肾气不足。

处方：附子 6g（先煎），干姜 6g，甘草 8g，黄连 6g，栀子 6g，大黄 5g，龙骨 30g，牡蛎 40g，山楂 15g，生地、熟地各 15g，大枣 5 枚。

患者反映，服此方 20 剂，遗精消失，腰痛、口臭已愈。

方解：小量四逆汤加龙骨、牡蛎，温肾固涩治遗精；大黄、栀子、黄连清热泻火，宁心安神；生地、熟地同用，滋补肾阴，兼清虚火。全方清上温下，清火防妄动治其标，扶阳益阴固涩治其本，方证对应，标本兼顾，故现佳效。

**案 2** 薛某，男，21 岁。滑精几年，面红，腰困，腿冷。舌质红，苔薄白，脉弦。

处方：生地 18g，熟地 18g，天冬 10g，麦冬 15g，五味子 10g，茯苓 15g，黄柏 10g，砂仁 6g，甘草 10g，附子 6g（先煎），干姜 6g，龙骨 20g，牡蛎 50g，大枣 5 枚。

患者反映，服上方 1 个月，腰困腿凉消失，滑精已愈，偶有遗精，继续守方巩固治疗。

思辨：本患者腰困腿冰，肾阳不足；面红，阴虚火旺。故本病阴阳俱虚、虚阳外浮为主要病机，方选引火汤、封髓丹滋阴降火，小量四逆汤加龙骨、牡蛎温阳潜阳。全方阴阳双补，滋阴降火，温潜收火，服后阴平阳秘，故滑精自愈。

**案 3** 李某，男，33 岁。遗精 10 余年，诸法不效。自述会阴部发痒，一痒即有性冲动，随之即遗精，左侧睾丸肿大，心烦。舌红苔薄，脉弦涩。

处方：柴胡 15g，白芍 15g，枳实 10g，甘草 10g，小茴香 3g，吴茱萸 3g，延胡索 10g，五灵脂 10g，没药 3g，川芎 10g，当归 10g，赤芍 10g，黄芪 30g，王不留行 10g，大枣 5 枚。

患者反映，服上方 5 剂出奇效，会阴痒消失。坚持服药 15 剂，遗精消失。几个月后回访，此症再未发生。

思辨：此患者心烦，肝郁明显，故以四逆散疏肝解郁；此病会阴痒为导火索，久病必瘀，故以少腹逐瘀汤加王不留行逐瘀通络；因病久，正气不足，故加黄芪补气固摄。全方疏肝理气、活血逐瘀、益气固摄，因很好地治愈了会阴痒之主症，方机又对应，故显奇效。

## 从舌象变化，
## 看经方治胃之妙

周某，女，76 岁。患胃溃疡（西医胃镜示）一年半，胃脘痛一年半，口干，无食欲，多家大医院西医治疗乏效，2020 年 2 月 1 日来诊。舌红，花剥苔，脉弦。诊为胃热脾寒，气阴已伤。方选半夏泻心汤合麦门冬汤加减。

处方：半夏 15g，黄连 5g，黄芩 10g，干姜 8g，党参 15g，甘草 15g，山楂 15g，鸡内金 15g，蒲公英 13g，麦冬 20g，丹参 15g，大枣 5 枚。7 剂。

扫码看患者
舌象图

2 月 10 日复诊：患者述，这药服下去即效；药服完，症状消失。遂又守方 7 剂，巩固疗效。

## 关键时候，
## 中医药能救命

一亲戚，男，72 岁，2020 年 1 月 15 日来诊。来时刚从大医院住院回来，西医院诊为肺部感染、心衰、胸腔有积液，可住院乏效。有食管癌病史。现症：身极无力，头都抬不动，得用手托住下巴，面暗，说话无力，咳吐白痰，左侧卧位即胸闷、上不来气，无食欲。舌暗，苔少，脉沉微。

思辨：此人身极无力，脉沉微，头抬不动，绝证阳气衰败之象；咳吐白痰，左侧卧位胸闷，内有寒饮之表现。故治疗以助阳扶正为主，驱寒化饮为辅，如此人正气来复，水饮可化，尚能保住性命。方选真武汤，温阳利水扶正；小青龙汤宣肺化饮驱邪。

处方：附子（先煎）9g，茯苓30g，白术15g，白芍15g，干姜5g，麻黄8g，桂枝15g，细辛3g，生石膏30g，山楂15g，大枣5枚。

扫码看患者
舌象图

1月23日复诊：用药7剂，诸症明显好转，身已有力，左侧卧位已不胸闷，咳痰也大幅减少，饮食复常，在家已能和亲友围坐烤火聊天，虽病还未愈，但保命留人目的已达到，方微调又开7剂，巩固疗效。

## 方证对应，方机对应
## 治疗顽固性头痛

刘某，女，11岁。头痛，痛如锥刺，伴恶心，在洛阳郑州几家医院，检查治疗一年余，均不效，听人介绍于年内来诊。舌质红，苔薄白，脉沉紧。

处方：吴茱萸8g，党参15g，甘草15g，柴胡12g，当归10g，生地10g，桃仁10g，红花6g，枳壳10g，川芎20g，牛膝10g，山楂15g，鸡内金15g，大枣3枚。

服上方7剂即大效，二诊守方又开10剂。

2020年2月2日三诊：患者反映，这十来天一次都没痛过。

思辨：头痛日久，痛如锥刺，血瘀之证，故用血府逐瘀汤对应之；因病位在头，故加大川芎用量，引药直达病所；头痛，恶心，吴茱萸汤证。合证合方，因方证对应，方机对应，故显佳效。

## 中医思维很重要

姜某，男，34岁。胸骨中下段有顶胀感，已一年余，伴泛酸，呃逆，中西医治疗乏效，听人介绍来诊。舌质红，苔薄白，脉弦。

患者带着不信任的口吻问，我这是胃病还是心脏病？一听，又是被西医洗脑的。我问他，西医检查得很仔细，结论很精准，病好了吗……开点药，你服服看看。

处方：半夏18g，黄连6g，黄芩10g，干姜10g，党参15g，甘草15g，瓜蒌15g，蒲公英15g，山楂15g，鸡内金

15g, 大枣 5 枚。

2020 年 1 月 30 日复诊：患者反映，服后大效，诸症十去八九，遂又开药善后。前几日其陪媳妇来看病，告知此病已痊愈。

思辨：此病之辨，必须抛除胸骨处顶胀，怀疑冠心病，用瓜蒌薤白汤等西医诊断、中医用药之误区，应该用中医思维，方证对应，是小结胸证，用小陷胸汤；泛酸、呃逆，胃热脾寒，升降失司的半夏泻心汤证。中医思维，方证对应，合证合方，简单、直接、高效。

## 四哥的妙方：
## 骨折卧床患者第一方

四哥王俊顾，是洛阳正骨医院中医骨科专家，其不仅在正骨方面技术高超，而且在运用中医中药方面也常别出心裁、出神入化。我今天给大家介绍的即是四哥创制的——骨折卧床患者第一方（简称"第一方"）。

药物组成：桃仁 10g，红花 10g，当归 13g，川芎 9g，赤芍 13g，桔梗 6g，柴胡 10g，川牛膝 15g，枳实 15g，大黄 15g，甘草 6g。每日 1 剂，两次煎服，可用 7 天左右。

功能：理气活血，通腑祛瘀。

主治：①骨折或软组织损伤引起的局部肿胀疼痛、活动受限；②由于骨折以及卧床，次生的临床不适，如腹胀腹痛、胃脘胀满、不欲饮食、便秘、呼吸不顺、心烦失眠、头晕呕心、或午后低热等。

方解：骨折共有的临床表现是受伤部位肿胀疼痛，活动受限。《仙授理伤续断秘方》云："凡肿是血作。"骨折以后，经络阻滞，瘀血停留，因而肿胀；经络不通则痛。这是常人所能看到的。

卧床以后，气机阻滞，该升不升，该降不降。清阳不升则头晕，浊气不降则呕心、腹满腹痛、大便秘结、不欲进食，气机不利则呼吸不顺，《内经》说"胃不和则卧不安"则心烦失眠，瘀血阻滞则午后发热。

中医认为，气为血之帅，血为气之母，气行则血行，气滞则血凝。该方用四逆散（柴胡、芍药、枳实、甘草）调理气机，通达表里内外上下；不全桃红四物汤（桃仁、红花、当归、赤芍、川芎）活血化瘀。大黄一则助不全桃红四物汤活血化瘀，一则通腑泻热，祛瘀通便，使瘀有出路。川牛膝引药下行，一则助四逆散调理气机，一则助不全四物汤活血化瘀，一则助大黄祛瘀通便。桔梗开宣肺气，一则助四逆散调理气机，和川牛膝形成一上一下、一表一里引经作用；一则提壶揭盖，使肺气更好地宣发肃降，帮助大黄通腑通便。

需要说明的是，不用生地，是因其没有祛瘀作用。用枳实代替血府逐瘀汤中的枳壳，一则枳实就是四逆散的原药，枳实比枳壳理气作用强；一则是枳实和大黄配伍乃黄金搭档，可助大黄通腑通便，效果更直接。

另外，"第一方"为什么用大黄？咱听听四哥高论：

在药物组成上，本方脱胎于王清任的血府逐瘀汤，但其作用远非血府逐瘀汤所能比拟，正如六味地黄汤脱胎于金匮肾气丸，其作用与金匮肾气丸肯定不同，且大相径庭。人们对"第一方"中的大黄议论较多，并且有人对大黄每剂用到15g会不会引起泄泻产生疑虑，敢不敢连用5～7天。今就"第一方"为什么用大黄，做一探讨。

第一，受中医攻邪理论的启发。《内经》说："其高者，因而越之；其下者，引而竭之；中满者，泻之于内；其有邪者，渍形以为汗；其在皮者，汗而发之；其剽悍者，按而收之；其实者，散而泻之……血实宜决之。"

张从正说："夫邪之一物，非人身素有之也。或自外而入，或由内而生，皆邪气也。邪气加诸身，速攻之可也，速去之可也……汗、吐、下三法该尽治病。"

"第一方"用大黄，使邪（瘀血）通过大便排出体外，因势利导，使邪有出路。像大禹治水，重在疏导。

第二，大黄在"第一方"中的配伍预期。大黄配枳实：实为承气汤的雏形，功如承气。《医方集解》说："去实热用大黄，无枳实不通。"可见，大黄与枳实乃黄金搭档。

大黄配柴胡：可以看作简化大柴胡汤，二者合用，一是清泻少阳阳明之实热，二是帮助脏腑的气机升降出入（柴胡入肝胆主左主升，大黄入胃大肠主右主降）。

大黄配桔梗：桔梗宣发肺气，升发华盖，以开上窍；大黄通腑决口，以开下窍，使邪有出路。二药合用，泻表安里（肺与大肠相表里）。

大黄配川牛膝：大黄助川牛膝引经向下，川牛膝助大黄驱逐下肢之瘀血。

大黄配桃仁：具桃仁承气之意，通便化瘀。

大黄配四逆散：大黄既入气分，又入血分，配四逆散入气分加强理气作用。

大黄配桃红：三物入血分加强活血化瘀作用，使行气不伤气，活血不耗血。

第三，大黄用量及用法的效果预期。大黄苦寒，随着煎煮时间的延长而泻下作用减弱，因此，为了保留大黄的活血逐瘀作用，减弱大黄的泻下作用，使其既大便变软而畅通，又不致水泻而耗阴耗气，可将大黄每副药用到15g，但要与其他药物一起长时间煎煮，严禁后下。如初诊已骨折多日，便秘日久，第一剂药大黄可后下。

第四，"第一方"为什么用大黄，而不用芒硝？大黄和芒硝都是泻下药，"第一方"为什么不用芒硝？这要从几个方面去分析。其一，芒硝泻下作用比大黄要强，尤其是比久煎的大黄泻下作用更强劲。服用芒硝后，可以呈一时之快，泻下作用立竿见影。但"第一方"不需要强劲的泻下作用，而是需要可以使大便变软且畅通的持久作用。其二，上面已经说过，大黄在"第一方"中，与枳实、桃仁、桔梗、川牛膝以及不全四物汤配伍，有好多讲究；而芒硝则洁身自好，孤芳自赏，鲜有配伍妙用。所以，"第一方"用大黄而不用芒硝。

《神农本草经》认为，大黄"主下瘀血，血闭，寒热，破癥瘕积聚，留饮宿食，荡涤肠胃，推陈致新，通利水谷，调中化食，安和五脏"。张介宾把大黄称为药中四维之一。所以，"第一方"用良将大黄，当仁不让。

我用"第一方"治疗较严重的软组织挫伤验案。"第一方"不仅可用于骨折卧床诸症，对于扭伤、挫伤引起的软组织红、肿、痛之症，也有佳效。

某男，44岁，因摘核桃从树上掉下来，扭伤小腿，经他医西药治疗1周不效，局部肿胀痛（较重，不会自己行走）。难受至极，想到了中医，于2019年8月26日来诊。因外伤引起，虽无骨折，但损伤引起的红肿机理同。给瘀血以出路，可能为突破之关键，忽想起四哥之"第一方"甚妙，遂借用之。原方加三七6g（打碎共煎），用药5剂。

9月6日复诊：患者反映这几天大便黑软，腿肿大消，大效。遂守方又开5剂。

9月13日再次三诊：腿胀痛感消失八成。

我问："这次大便色还黑吗？"患者答："大便这几天除1日2次略溏外，色已变黄。"守方又开5剂。

扫码看患者
患处图片

9 月 22 日再诊：大便正常，局部肿痛基本消失。

四哥的"骨折卧床患者第一方"，疗效确佳，今分享给同道，希望能造福更多患者。

## 方证对应，起死回生：
## 格林－巴利综合征验案一则

2019 年 10 月的一天，接到一个求医电话，是患者儿子打来的，说他父亲患"格林－巴利综合征"，已辗转 5 家大医院住院，诊断都一样，可就是治不了。现在他爸吃不下，一天拉肚子无数次，不会动，在床上稍一抬头即翻白眼、面色苍白，就休克了，一天要休克七八次。问能治不能治。我说："不瞒你说，这洋气的病名，我第一次听说。不过，中医看病治病，和西医理论完全不同，如有信任，可来看看。可有一点，这么重的病，随时有生命危险，治好治不好，只要不埋怨，你就带你爸来。"患者儿子说："现在病情重，我们也知道，你就放开治，结果不论好坏，不会找你麻烦……"

初见患者，吓我一跳。患者躺在面包车后座上，头枕在其女儿腿上，见我来了，用全身力气，想和我打声招呼，可头刚抬高一两厘米，即面色苍白，又像要休克。我赶紧示意他家人不要让他动。血压一量，量不住，没血压；一摸脉，两手寸关尺不是微弱，根本就没有。您也别不信，手摸不住脉，人还有口气，我也是第一次见到。患者妻子说，现在他不敢动你也见了，一动就休克。另外，他天天说肚子痛，吃不下饭，有时还吐两口，拉肚子一天无数次，从得病到现在，就没停过。我就问："这病咋得的？"患者妻子说，2019年7月23日，他想大便，但大便不出来，自己在家喝了点大黄叶子、蓖麻油，当晚拉得太厉害，赶紧送医院，就这样，从县到市再到省，单省级医院就去了3家，一共住了5家医院，住院两月余，越来越重。我一看各级医院病历，加起来有一本《解剖学》那么厚，这报告那报告，这数值那数值，看着头都晕。

附上其中一家医院的入院记录和出院证明书，大家大概了解一下：

人都拉来了，病再重，只要有一线希望，咱中医人也不能坐视不管。管！咋管？"顽证痼疾，法循仲景"，还得从《伤寒论》中找答案。《伤寒论》太阴证条文："太阴之为病，腹满而吐，食不下，自利益甚，时腹自痛。"咱再看看患者，吐、吃不下饭、拉肚子、肚子痛，这不是照着条文，症状都有了。您该问了，那不会动，一抬头就休克，这条文上没有啊？如都照条文得病，患者自己也会治了。咱中医也得动动脑子。您想，别说他是64岁的老人，就是棒小伙，拉了两个月肚子，也会起不来啊！脾胃为后天之本，气血生化之源，吃不下饭，又吐又拉，谁受得了？所以"误下伤及脾阳，温煦失司，运化失常，气血乏源"是这个病的病机，咱中医如给定个病名，

大学　　附属医院

## 入 院 记 录

| 姓名： | 性别：男 | 年龄：64岁 | 住院号：0000 |
|---|---|---|---|

| 姓名： | 性别：男 |
|---|---|
| 年龄：64岁 | 民族：汉族 |
| 婚姻：已婚 | 籍贯：河南省偃师市 |
| 职业：农民 | 身份证号：41032 |
| 住址：河南省洛阳市偃师市顺县 | 工作单位：无 |
| 联系电话：不详 | 入院情况：一般 |
| 入院时间：2019-08-08 15:34 | 病史采集时间：2019-08-08 16:05 |
| 病史陈述者：患者本人 | 病史可靠性：可靠 |
| 联系人姓名： | 联系人电话： |
| 联系人地址： | 联系人与患者关系：子 |

过敏史：无

神经　　　第1次入院记录

**主　　诉：**四肢无力伴麻木15天，加重1天。

**现病史：**于15天前腹泻后出现四肢无力，手掌麻木，伴排尿费力、口干、口周麻木及双侧面神经麻痹。无饮水呛咳，无呼吸困难，无四肢抽搐。于当地医院就诊，门诊诊断为"急性格林巴利综合征"，查肌电图　　　　，2019年7月29日）示：双下肢周围神经病损，运动、　　　　受损，腕部　　以上，轴索受损不除外，查脑脊液（2019年7月，　　　　　　　　胞26*10^6/L，脑脊液蛋白：1132.5mg/L，头颅MRI（2019年8月02　　　　　　　　：1，脑部　　　　未见明显异常，2、左侧蝶窦、上颌窦粘膜囊肿，颈椎（　　8月01号　　　）示：1、C4-6椎体、C5/6双侧钩椎关节增生，2、C4/5、C5/6椎间盘突出，入当地医院　给予"丙种球蛋白"治疗及营养神经等对症治疗，效果不佳，1天前，上述症状加重，急来我院，门诊以"1、急性格林巴利综合征，2糖尿病"为诊断收住我科，发病来，神智清，精神一般，饮食差，睡眠差，间断腹泻，体重稍减轻。

**既往史：**无高血压，心脏病史，患"糖尿病"5年余，口服降糖药，血糖控制可，无脑血管疾病病史，无肝炎、结核、疟疾病史，预防接种史不详，15岁下肢外伤，无手术、输血史，无食物、药物过敏史。

**个人史：**生于原籍，久居本地，无疫区、疫情、疫水接触史，无牧区、矿山、高氟

第1页

## 患者入院记录

# 出院证明书

性别:男　　　　年龄:64岁　　　住院号:00098

诊疗经过: 患者以"四肢无力伴麻木15天,加重1天"为主诉,初诊为"1.急性格林巴利综合征 2.糖尿病 3.颈椎病 ",于2019年08月08日收入我科。入院后完善相关检查,血沉(激光法)30.00mm/h;甲状腺抗体: 抗甲状腺球蛋白抗体644.00IU/mL;抗甲状腺过氧化物酶抗体117.00IU/mL;B型钠尿肽前体228Pg/mL;C反应蛋白5.03mg/L;谷丙转氨酶48U/L;谷氨酰转肽酶116U/L;总胆红素28.10μmol/L;甘油三酯1.74mmol/L;糖化血红蛋白7.40%;D-二聚体0.48mg/L。查风湿免疫:(IF)抗核抗体(IgG型)1:100(±);(LIA)抗线粒体M2亚型弱阳性;(LIA)抗Ro52抗体阳性(++);(LIA)抗SSA抗体弱阳性。糖化血红蛋白7.40%;血凝: D-二聚体0.48mg/L,余未见明显异常。MRI示: 1、腰4/5椎间盘膨出,腰5/骶1椎间盘轻度突出 2、腰椎轻度骨质增生 3、腰椎MR增强扫描未见明显异常强化;胸腹部CT示: 右肺下叶结节,慢性炎症? 建议动态观察。双肺下叶胸膜下慢性炎症。肝多发囊肿。给予对症支持治疗后症状好转拟进一步康复治疗。经我科会诊后转入我科,后给予康复综合性训练、运动疗法、针灸等维持关节活动度、改善肢体功能、促劲肢体血液循环及药物对症支持治疗。期间患者睡眠较差,请医学心理科会诊,诊断为焦虑抑郁状态。已加用阿普唑仑药物。另外患者胸泻频繁,请消化内科会诊,诊断为糖尿病腹泻,给予谷氨酰胺、双歧杆菌等对症支持治疗。现患者一般情况可,症状改善,患者及家属要求今日出院,嘱其相关注意事项后予以办理出院手续。

出院诊断: 1.格林巴利综合征 2.糖尿病 3.颈椎病 4.神经源性膀胱 5.糖尿病腹泻 6.焦虑抑郁状态

出院医嘱:

1.院外继续康复治疗。

2.戒烟酒、低盐低脂饮食。

3.注意休息、避免劳累、避免受凉、避免刺激。

第1页

患者出院证明书

那就叫"太阴病"。咋治？太阴病篇还有条文："当温之，宜四逆辈。"四逆辈，指四逆、理中、附子等方而言，主要是热药，过下伤阳，胃肠太寒了，用热药温一温，补一下。我选的是理中汤，加了点山楂；中间有吐，又加了半夏，吐止则去半夏加附子；久病伤及气阴，加了点黄芪、山药，方子我就不写了，主要提供一个思路。服药20剂左右，脉摸到了；服药一月余，患者会起来稍转转，腹泻也好了八九成；用药两月余，患者又来诊，已会自己走着下车，自述能吃能喝，平时没事也能在村子里自由活动活动。一家人还给我送了面锦旗，其妻子高兴地对大家说："来时只剩一口气，现在又能起来走路了。中医真了不起！真了不起……"

咱中医看病，如何能把复杂问题简单化，体现咱中医的简、便、高效的优势。我觉得，还是得走《伤寒》的路子，用方证对应的方法，虽然这种方法看起来有点野蛮原始，但效果往往直接高效。当然，这只是我小小卫生室医生的不成熟思维，希望各位老师不吝赐教，多多批评指正。

再附上患者的面色及舌象（前几次看时患者病情太重，没拍，这是中药治疗20天好转后拍的）。具体见右侧二维码。

扫码看患者
面色、舌象图

# 教授的冠心病，
## 小医的中医情

河南科技大学一教授，2019 年三四月曾在我这里就诊，2020 年 2 月 26 日陪同其弟来看病。他告诉我，自己去年 7 月份又做了个心脏检查，之前冠状血管堵塞 60% ～ 70% 的情况，这次检查已彻底消失。大夫对比两次检查结果都不敢相信。他说："我自己清楚，当时最重时走得快一点，或稍上楼即胸痛，上不来气，当时来这里看病，走时药都提不动，还是叫你媳妇开车送我去的公交车站。现在我打篮球能跑全场，跟吃了那两个月的中药关系最大。"

一听教授说，我的记忆又回到一年前。头两次给教授开的瓜蒌薤白剂不效，再思考：身极无力，稍动即胸痛，考虑少阴附子证；因有心烧，胃火盛，合泻心汤；胸闷，加杏仁降肺气；苔腻，有水湿，加茯苓、薏苡仁有茯苓杏仁甘草汤之意，合附子又有薏苡附子散意。此方服上即效，用药 2 个月左右，诸症基本消失。

我又找到了当时的处方：附子 12g（先煎），黄连 8g，黄芩 10g，干姜 10g，党参 15g，甘草 15g，杏仁 10g，茯苓 15g，薏苡仁 20g，山楂 10g，鸡内金 10g，大枣 5 枚。

下面附上患者的检查单及聊天记录：

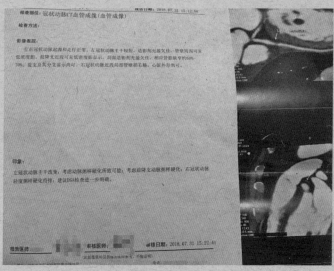

检查部位：冠状动脉CT血管成像（血管成像）

检查方法：

影像表现：

左右冠状动脉起源和走行正常。左冠状动脉主干较短，造影所示显欠佳，管壁周围可见低密度影，前降支近段可见低密度影显示，局部造影剂充盈欠佳，相应管腔狭窄约60%-70%。旋支及分支显示尚可。右冠状动脉近段局部管壁稍毛糙。心腔外形尚可。

印象：

左冠状动脉主干改变，考虑动脉粥样硬化所致可能；考虑前降支动脉粥样硬化；右冠状动脉轻度动脉粥样硬化待排，建议DSA检查进一步明确。

报告医师    审核医师    审核日期：2018.07.31 15:22:41

**患者检查单 1**

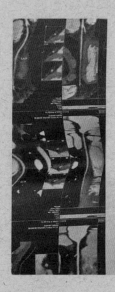

检查方法

影像表现：

左右冠状动脉起源和走行正常，呈右优势型显示。左冠状动脉主干起始部细，管壁未见钙化灶；左冠状动脉前降支、回旋支及对角支，钝缘支管腔通畅，未见明显狭窄或扩张，管壁未见钙化灶。右冠状动脉主干及其分支管腔通畅，未见明显狭窄或扩张，管壁未见钙化灶，心影不大，各心腔体积正常。

印象：

左冠状动脉主干起始部细，多考虑生理性或功能性改变，请结合临床。

审核医生    审核日期：2019-07-15 12:11:3?

**患者检查单 2**

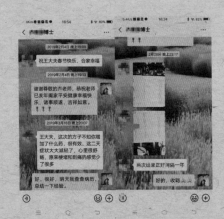

**与患者聊天记录**

此处方，如单从一方看，很难看出是治冠心病的方子，为啥能出效果？因为一来中医治病，首先要有整体观念，疾病往往不是孤立存在的，如此例肺、胃、心、肾同病，只有综合治疗，才能为心脏康复提供条件；二来辨证论治，方证对应，病机相合，《金匮要略》胸痹心痛短气病脉证治篇："胸痹，胸中气塞，短气，茯苓杏仁甘草汤主之。"茯苓杏仁甘草汤，主治饮阻气滞之气塞、短气之证；"胸痹缓急者，薏苡附子散主之。"主治阳虚寒湿之胸痹证；心烧，胃火盛，中焦不畅之泻心汤证。全方温（心、肾）阳除湿、化水饮理（肺）气、辛开苦降甘调（脾胃），整体观念、方证对应、合证合方，故取佳效。

## 经方治鼻炎的一点心得

张某，男，31岁，职业为理发师，2020年3月来诊。自述患鼻炎10余年，每天早晨打喷嚏，平素口干苦，便溏，鼻塞，每天靠用鼻炎喷剂缓解。舌质淡红，苔薄白，脉弦紧。

处方：麻黄 8g，桂枝 15g，白芍 15g，葛根 30g，柴胡 15g，黄芩 10g，半夏 15g，党参 15g，甘草 12g，干姜 10g，生石膏 30g，大枣 5 枚。

3 月 30 日复诊：服药 7 剂，除了头一天用了几次喷剂外，这几天诸症大减，鼻炎喷剂再也没用过。

思辨：鼻炎患者鼻塞、打喷嚏、流清涕、眼痒等，从六经看，典型太阳表寒证，是人体外受风寒的表现；从方证辨，葛根汤证多见；鼻炎患者常伴鼻子内干、咽干，从六经辨属阳明，里热伤津之石膏证；鼻炎一病，常反复发作，可看作少阳寒热往来的延伸方证。所以说，鼻炎患者常为三阳合病，用葛根汤合小柴胡汤加石膏效佳。

需要注意的是，此方中麻黄有兴奋作用，如合并有失眠的患者，应减量使用，晚上服药可早一点，放在下午 4 点前服最好。另外，此方虽常现捷效，但并非鼻炎之专方，用时也得辨证。如患者伴有里虚寒证，正气不足明显，此方不宜，这时可试用麻附细辛汤或麻黄附子甘草汤。

此方并非我的原创，我也是看了灵兰中医书友会发的文章，受何运强老师的经验启发，只不过何老师用的是葛根汤合小柴胡汤加细辛，我用的是葛根汤和小柴胡汤加石膏。我的体会，如遇到鼻炎寒证多一点，您可用何老师的方法；如鼻炎伴见鼻内干、咽干，您就加上生石膏。此方我在临床屡用屡验，同行如遇此证，您也可以试试，看我说的中不中。

## 反复低热两月余，
## 方证对应一周愈

丁某，女，43 岁。反复身热两月余，体温 37.2℃左右，3 月 22 日来诊。口稍苦，身无力，头晕，出汗。脚扭伤 3 个月。舌质红，苔薄白，脉沉弦。

处方：柴胡 15g，黄芩 8g，半夏 15g，党参 15g，甘草 10g，干姜 5g，生石膏 40g，黄芪 18g，白术 10g，当归 10g，陈皮 10g，升麻 5g，生地 15g，薄荷 6g（后下），大枣 5 枚。

4 月 2 日复诊：患者反映诸症大轻，身体舒服许多，这几日量体温，没再超过 36.8℃。

思辨：此患者反复发热，口稍苦，少阳郁热，小柴胡汤加石膏证；伴身无力、头晕、汗出，又有脚扭伤史，行走不便，久卧伤气，气虚证明显，补中益气汤主之。故此人发热，原因有二：一是气虚；二是肝郁、疏泄不利。病机明了，方证对应，合证合方，故取佳效。

## 舌冰冷一年余，
## 用经方半天愈

3 月 12 日复诊一患者，女，62 岁。3 月初来诊，自述开始舌头半边冰冷，最近一年多发展为全舌冰冷；伴胸痛，口略干，便溏。舌质淡红，苔薄白，脉沉紧。诊为阳虚寒凝，气血不畅。方选黄芪桂枝五物汤合麻黄附子细辛汤加味。

处方：麻黄8g，附子8g（先煎），细辛3g，黄芪30g，桂枝15g，白芍15g，干姜8g，甘草10g，薤白10g，丹参15g，川芎8g，大枣5枚。

患者反映，服上方一顿（半剂药力），舌冰冷即消失，自己都有点不敢相信……

思辨：舌冰、便溏、脉沉，阴证明显，故以四逆汤合麻黄附子细辛汤温补脾肾，兼以通阳；舌冰兼有胸痛，不仅有阳虚之证，气血也不畅达，故佐黄芪桂枝五物汤合薤白、丹参、川芎，温通兼以活血；至于口略干，因整体为阴寒表观，故为阳虚不运、津不上承之表现，于大队温药之中佐白芍，助阳化阴兼顾之。全方以扶阳为主，一温即通，疗效快捷，出乎意料。

## 脑梗死引起右眼睁不开、眼眶痛、视物不清案

黄某，男，52岁。大年初一因突发头晕恶心、视物不清而急诊入某大医院，经检查诊为脑梗死，住院输液半个月不效，听人介绍来诊。来时症见：右眼睁不开，眼眶痛，视物不清，眼周皮肤发紧，伴恶心。血压160/100mmHg。舌质暗，苔薄白，脉弦紧。

处方：吴茱萸 10g，党参 15g，白芍 30g，甘草 15g，牡蛎 36g，丹参 15g，麻黄 6g，附子 8g（先煎），细辛 3g，当归 12g，生地 15g，川芎 20g，菊花 5g，大枣 5 枚。

患者反映，此方服上即效。用药 7 天，眼眶痛、视物不清、恶心消失，眼周皮肤已能放松，右眼睁不开也明显好转，血压 140/100mmHg。服药 14 剂，2020 年 3 月 8 日复诊，诸症十愈八九。

思辨：寒为阴邪，其性凝滞，此人脉紧，眼眶痛，眼周皮肤紧，为寒邪外袭，阻碍阳气，影响气血运行，故以吴茱萸汤合麻附细辛汤为君，温经散寒，通达气血；肝开窍于目，肝血足，目才明，故以四物汤为臣，养肝润目；久病必虚，久病必瘀，故以四味芍药汤敛阴缓急、活血。此小方不仅止痛柔筋，治疗眼眶痛；又可反佐麻黄、附子、细辛之燥热，一举两得。此病因病机明确，又方证对应，故显奇效。

## 麻黄桂枝各半汤
## 加生地治湿疹

火神凹公路段一大哥，49 岁，眼周奇痒 2 个月余，曾抹数种药膏、吃西药抗过敏药均不效，2020 年 2 月 11 日来诊。观其眼周皮肤发暗、粗糙，舌质红，苔薄白，脉弦紧。

思辨：冬季发病，眼周发暗，感寒的多；日久不愈，正气不足；皮肤粗糙，阴血不足，濡养不够。故以桂枝汤调和营卫以扶正，用麻黄汤开腠理、驱风寒以祛邪，加生地养阴血以润燥。方选麻黄桂枝各半汤加生地。

处方：麻黄 6g，桂枝 15g，白芍 15g，杏仁 10g，甘草 10g，干姜 8g，生地 15g，大枣 5 枚。7 剂。

3 月 19 日，患者路过我门诊，专门来向我反映，上方服 3 剂，诸症即消失，并且身上以前常出的红疹也一块消失了。

# 反复感冒、咳喘，中医有啥办法

一患者，1 个月前来诊，咳喘、上不来气几十年，服中药小青龙汤、桂枝加厚朴杏仁汤加减，间断治疗几个月，病好一大半，但就是易感冒，一感冒即见怕冷、流清涕、胸闷。我心想，小青龙汤、桂枝加厚朴杏仁汤，虽有桂枝汤调和营卫，但重点是以治肺为主，扶正力不足，边防尚空虚，应加大固表扶正之力。至于方的选择，还得兼顾咳喘、胸闷这个主症。第一个方，选用张锡纯的升陷汤，既可固表，又可升提胸中大气，对应胸闷；第二个方，麻黄附子细辛汤，附子有温阳扶正力量，麻黄、细辛宣肺平喘化饮；第三个方，桂枝加厚朴杏仁汤，调和营卫，通降肺气。

处方：麻黄 9g，附子 10g（先煎），细辛 3g，黄芪 30g，知母 10g，桔梗 10g，升麻 5g，柴胡 5g，桂枝 15g，白芍 15g，杏仁 10g，厚朴 10g，生石膏 40g，甘草 10g，大枣 5 枚。

3 月 27 日复诊：患者反映，此方服后这些天，感冒未再发生，咳喘、胸闷也大减轻。

反复感冒，因正气不足，麻附细辛汤中的附子、升陷汤中的黄芪、桂枝加厚朴杏仁汤中的桂枝汤，均有扶正作用，故用后作用明显。

## 阳痿验案一则

某男，44 岁。胃脘满闷数月，口干。自述性功能减退已几个月，阳痿，早晨无晨勃。舌红，苔薄白，脉弦。诊为心下痞，阳痿。方选半夏泻心汤加生石膏、巴戟天。

处方：半夏 15g，黄连 3g，黄芩 8g，干姜 8g，党参 15g，甘草 15g，生石膏 30g，巴戟天 8g。7 剂。

患者 7 日后复诊，高兴地说："大夫，这药服下去不仅胃好多了，那事也正常了……"守方又开 7 剂。今日又复诊，言那事越来越好，已完全恢复正常。

按：此患者治疗之初，我只想方证对应，先解决胃的问题，没想到，阳痿也获立竿见影之效。我琢磨，取得如此之效，并非巴戟天一药之功，脾胃为上下之枢机，脾胃和，心火下降、肾水上济、肝木左升、肺金右降的通道通畅，气机调畅，水火相济，也可能是此例阳痿治愈的机理。

## 黄土汤中无黄土，
## 崩漏证外治崩漏

曲某，女，41 岁。月经淋漓 2 个月余，于 2020 年 1 月 31 日来诊。B 超示子宫肌瘤，宫颈、附件囊肿，子宫内膜增厚。舌质红，苔薄白，脉沉弦。

处方：党参 15g，白术 15g，附子 8g（先煎），干姜 8g，甘草 12g，生地 30g，黄芩 8g，大枣 5 枚。7 剂。

患者 2 月 21 日复诊时讲，上方服 1 剂即血止，疗效甚好。

方解：本方由黄土汤减灶心土、阿胶而成。不用灶心土，表明重在治本，非单止血。方中附子理中汤温补脾肾，温阳摄血；黄芩清肝止血；生地既补已损之血，又可凉血止血。全方补阳益阴，固摄、清热、补血于一身，正对其阴阳俱虚兼有热邪之证，故显佳效。

## 再验黄土汤

2020 年 4 月 25 日复诊一患者。患者是一个 11 岁的小女孩，顾县东王村人，7 日前来诊。家人讲，该女孩已大便下血几个月，有痔疮及肛裂，大便以前四五日一行，西医用药治疗后，现一日一行。女孩的奶奶讲，用药后，大便有时稀得管不住，但便血依然，因有肛裂，便时肛门痛。舌淡红，苔薄白，脉沉弦。

处方：党参10g，白术15g，干姜6g，甘草8g，附子3g（先煎），生地20g，黄芩6g，白芍15g，大枣5枚。7剂。

患者奶奶讲，此方服上即效，现便血已止。小女孩也说，此方服后，肚子舒服，大便通利，肛门也不痛了。遂又开7剂善后。

思辨：《金匮要略·惊悸吐衄下血胸满瘀血病脉证并治》第15条有"下血，先便后血，此远血也，黄土汤主之"。此患者便血几个月，用西药大便稀，便血依旧，大方向应为虚寒之证，符合黄土汤证"中焦虚寒，统摄无权"之病机，故以黄土汤加减治之。本方以附子理中温阳健脾以摄血；以地黄、白芍滋阴养血兼止血；白芍、甘草又可润燥止痛，对应肛裂之疼痛；黄芩清热，反佐干姜、附子之温燥，一防热药动血，二来凉血止血。全方因病机相合，又方证对应，故显佳效。

## 阳虚失眠验案一则

许某，男，67岁，2018年2月25日来诊。重度失眠三四年，每天下午4点开始心烦、焦虑，口臭，干呕有痰，身极无力，口不渴。舌淡，苔白腻，脉沉微。诊为阳虚至极，虚阳外浮，兼有痰湿。治法温阳潜阳，兼化痰湿。

处方：附子 12g（先煎），干姜 12g，甘草 13g，龙骨 30g，牡蛎 30g，陈皮 10g，茯苓 30g，白术 18g。

服药 5 剂即大效，用药月余，诸症悉平。

思辨：患者身极无力，脉沉微，阳虚明显；干呕有痰，苔白腻，痰湿之象；至于口臭及下午 4 点开始心烦、焦虑，结合脉沉微，应为阳虚至极，虚阳外浮之象，千万不可认为是实热之证。故用四逆汤温阳气，扶正气；加龙骨、牡蛎温潜阳气，安神定志；佐陈皮、茯苓、白术健脾化痰除湿。全方因对应了"阳虚虚阳外浮，兼有痰湿"的病机，又方证对应，故显捷效。

## 头晕 2 个月，
## 重在辨证

某女，50 岁。头晕 2 个月，输液、吃西药不效。精神不振，心悸，大便不利，口干，舌质红，苔薄白，脉沉。辨为太阴少阴合证。方选附子理中汤合生脉饮加桂枝。

处方：党参 15g，白术 15g，干姜 10g，甘草 13g，黄附片 8g（先煎），麦冬 15g，五味子 10g，桂枝 18g，大枣 5 枚。7 剂，每日 1 剂，煎 2 次。

患者服完上方后复诊，身已有力，面色红润，精神饱满，诸症愈。

思辨：脉沉，无精神，头晕，少阴证；大便不利但不干，太阴证。太阴少阴合证，附子理中汤，温补脾肾，提振机体阳气。口干，心悸，阴阳俱虚，桂枝甘草汤合生脉饮证，故用两方合用温阳益阴定悸。方中五味子又有安神之用，患者恰有睡眠不好，一举两得。久病必虚，以扶正为要，全方温肾健脾、益气养心，一可补益人体正气，又可方证对应，故取佳效。

## 腿困无力案一则

本村一嫂子，女，53岁。身无力，腿困抬不动，脉沉。

处方：白芍30g，甘草13g，附子10g（先煎），干姜12g，当归10g，丹参15g，牛膝10g，大枣3枚。7剂。

药后复诊，效极佳。

思辨：本例身无力，脉沉，少阴阳虚四逆汤证；腿困，芍药甘草汤证；加当归、丹参、牛膝，活血强筋佐助之。本方附子提振阳气，合芍药甘草汤阴阳互助，合当归、丹参、牛膝温通活血，对此病康复起到关键作用。

## 再次感受中医的神奇

今早（2020年4月20日）上班，头两名患者的反馈，让我再次感受到中医的神奇。俩人都是复诊患者。

咱先从头一位说起：王某，女，64岁。面部水肿，膝关节肿痛（局部热），已几个月，1周前来诊，身稍无力。舌红，苔白略腻，脉弦紧。

思辨：此患者面部、膝部水肿，水湿为患；膝部肿还热，湿郁化火；身无力、脉紧，阳虚有寒。故此病寒热错杂、虚实并见，"腰以上肿，当发其汗；腰以下肿，利其小便"，宣肺利水，方选麻杏甘石汤；温肾利水，方选真武汤；湿热阻滞关节，方选四妙散。

处方：麻黄6g，杏仁10g，生石膏36g，甘草10g，薏苡仁30g，牛膝10g，苍术10g，黄柏10g，附子6g（先煎），茯苓30g，白术15g，白芍18g，大黄3g，大枣5枚。

上方服7剂，诸症大轻。

水肿与肺、脾、肾关系密切，肺为水之上源，通调水道，下输膀胱；脾主运化，运化水谷，运化水湿；肾为水脏，司开阖。此方麻黄、杏仁宣肺利水、提壶揭盖，苍术、白术、茯苓、薏苡仁健脾利湿，附子、牛膝补肾利水。全方上、中、下同治，利水同时兼以清热，因方、机、证对应，故显佳效。

再说说第二位：张某，女，58岁。胸闷，胸中有一块感（胸中如有一团东西凝结在一起，类似《伤寒论》中的"结胸"），有吸气吸不透、出气出不利感，多方治疗乏效，七日前来诊。舌质红，苔薄白，脉弦。

处方：黄芪 30g，知母 10g，桔梗 12g，升麻 5g，柴胡 5g，杏仁 12g，茯苓 15g，甘草 10g，瓜蒌 15g，薤白 13g，丹参 15g，大枣 5 枚。

患者反映，此方服至第 5 剂后，诸症消失。

思辨：此患者有吸气吸不透感，张锡纯讲的胸中大气下陷之升陷汤证；呼气呼不利，肺气通降异常，杏仁茯苓甘草汤证；胸中有一块感，心阳不振，痰瘀互结，瓜蒌、薤白、丹参药证。故三方合用，温阳活血，化痰补气理气。全方扶正祛邪，补中兼通，方证对应，方机相合，故出显效。

## 肺癌咳嗽两月余，
## 竹叶石膏效神奇

一大娘，74 岁，半个月前来诊。来时已咳嗽两月余，在某市医院检查诊为肺癌，住院治疗乏效。消瘦，干咳，痰吐不利，口干，胸闷，背痛，舌红，少苔，脉细弦。

思辨：干咳，痰吐不利，舌红，少苔，典型阴虚火旺之候，因主症咳嗽，病位主要在肺，故选麦门冬汤滋肺止咳；加竹叶、石膏以祛邪热。方选竹叶石膏汤加味。

处方：麦冬 60g，半夏 10g，党参 15g，甘草 12g，竹叶 10g，生石膏 40g，丹参 10g，大枣 5 枚。

上方服 7 剂，咳即大轻；服药 14 天后，于 4 月 18 日复诊，诸症十消八九，尽管肺癌可能不会因 14 剂中药而完全治愈，继续守方巩固。

思辨：《伤寒论》397 条"伤寒解后，虚羸少气，气逆欲吐，竹叶石膏汤主之"，指出伤寒病解之后，虽大热已去，但气液受伤，并有余热未尽，致使胃失和降，故其人身体虚弱消瘦，少气不足以息而气逆欲吐。此患者口干、干咳、痰吐不利、少苔、消瘦，也是津伤之候；舌红，余热未尽。病机相同，竹叶石膏汤不仅治胃，又可治肺，因病机相同，又方证对应，故异病同治，也显佳效。

扫码看患者
舌象图

## 附子泻心汤
## 治疗失眠验案

尚某，男，53 岁，翟镇王七村人，2020 年 4 月 6 日来诊。失眠数年，诸法不效。胃脘满闷，口干，身无力，怕冷，舌红，苔少，脉沉细。

处方：附子 6g（先煎），干姜 6g，甘草 6g，大黄 5g，黄连 5g，黄芩 8g，山楂 15g，鸡内金 15g，丹参 10g，牡蛎 30g。7 剂。

4 月 28 日复诊，患者言："这次药太有效了！这么多年就没有睡这么舒服过，并且胃脘满闷、口干也消失了。再开几剂巩固巩固。"

思辨：《伤寒论》第155条云"心下痞，而复恶寒汗出者，附子泻心汤主之"。附子泻心汤主治中焦有热、痞塞不通之心下痞证（胃脘满闷、口干舌红提示有热），兼见肾阳不足的全身机能衰弱证（身无力、怕冷、脉沉），与本病例表现高度吻合。尤在泾分析本方作用云："按此证，邪热有余而正阳不足，设治邪而遗正，则恶寒益甚；若补阳而遗热，则痞满益增。此方寒热补泻并投互治，诚不得已之苦心。"

本方以大黄、黄芩、黄连泻热消痞，针对胃脘痞满、口干、舌红之证；以附子、干姜、甘草温肾助阳，对应怕冷、身无力、脉沉之证。合用又有附子泻心与半夏泻心之意，既重视整体，又兼顾局部。加山楂、鸡内金健胃消食，加丹参、牡蛎养血安神。全方共奏泻热和胃、温阳扶正、养血安神之效。因方证对应，故效如桴鼓。

## 面红验案一则

面红烘热伴出汗，手腿冰冷口咽干；实火虚热需细辨，滋阴潜阳效非凡。

郭某，女，48岁，2020年4月16日来诊。自述面部烘热数年伴口眼干燥，心悸，手腿冰。舌质红，苔少，脉沉。

思辨：口眼干燥，舌红苔少，阴虚之象；面红，面部烘热，出汗，火旺表现；手腿冰，脉沉，阴损及阳，稍有阳虚。

故此患者大方向是阴阳俱虚、虚火外炎为主要病机。

处方：生地15g，熟地15g，知母10g，黄柏8g，党参15g，麦冬15g，五味子8g，龙骨20g，牡蛎30g，附子3g（先煎）。7剂。

服药7剂，4月28日复诊，患者反映诸症大轻。

思辨：生地、熟地、生脉饮、知母、黄柏养阴清热，止汗定悸；龙骨、牡蛎合小量附子，温潜之法，引火归原，对应面红烘热、手腿冰、脉沉之证。全方有引火汤、知柏地黄汤、生脉饮之意，又合温潜之法，滋阴降火、引火归原、导龙入海。因方证对应、方机对应，故取佳效。

扫码看患者
舌象图

## 治疗心脏病，
## 理肺气、扶正气也十分重要

2020年4月15日诊一患者朱某，男，74岁。心律不齐已数年，胸闷、上不来气已2年，稍动即喘。面暗，舌质淡红，苔白略腻，脉结代。

处方：黄芪30g，知母10g，升麻5g，柴胡5g，桔梗10g，干姜6g，杏仁10g，茯苓20g，甘草10g，陈皮10g，枳实10g，党参15g，麦冬15g，五味子8g，丹参15g，薤白

13g，大枣 5 枚。10 剂。

4 月 29 日复诊：患者反映服上方 2 天即大效，特别是胸闷、上不来气、稍动即喘明显缓解。我又号了号脉，结代脉消失。

思辨：此患者，心律不齐、脉结代，心脏病无疑。其表现胸闷、上不来气、稍动即喘，原因及对应方子有三：一是胸闷、上不来气，张锡纯讲的胸中大气下陷，用升陷汤；二是胸闷、稍动即喘、苔腻，饮阻气滞，《金匮要略·胸痹心痛短气病脉证并治》第 6 条："胸痹，胸中气塞，短气，茯苓杏仁甘草汤主之；橘枳姜汤亦主之。"对应用茯苓杏仁甘草汤合橘枳姜汤；胸闷、面暗、脉结代，正气不足兼心脉瘀阻，用生脉饮加丹参、薤白益气养阴，通阳活血。

此患者面暗，脉结代，上不来气，从大方向辨，虚多实少，虚实夹杂；从脏腑辨，肺多心少，心肺同病。中医看病，讲究整体观念，此患者肺气不足、肺气不利是此心脏病的最大敌人，故用升陷汤补气提气，用茯苓杏仁甘草汤合橘枳姜汤理肺气。因很好地恢复了肺主气、司呼吸的功能，为心脏的恢复扫清了障碍，故取佳效。

## 产后身痛、子宫脱垂、小便失禁案

吕某，女，28 岁，寇店人，2020 年 4 月 21 日来诊。三胎产后 4 个月，身痛 4 个月，并伴子宫脱垂、尿失禁。舌质淡红，苔薄白，脉沉弦。

处方：附子 9g（先煎），茯苓 18g，白术 15g，白芍 15g，干姜 5g，黄芪 30g，党参 15g，当归 10g，陈皮 6g，升麻 5g，柴胡 5g，大枣 5 枚。7 剂。

4 月 29 日复诊：患者反映不仅身痛、尿失禁消失，子宫脱垂也明显好转。

思辨：产后多虚，不仅阴血不足，从脉沉来看，里阳虚弱，身疼痛，阴阳俱虚，寒邪外侵，寒凝经脉。《伤寒论》第 305 条："少阴病，身体痛，手足寒，骨节痛，脉沉者，附子汤主之。"故以附子汤为君，温阳驱寒止痛；尿失禁，肾气不足，固摄无权，附子汤加干姜，有变通真武汤之意，补肾固摄对应之；子宫脱垂，中气下陷，补中益气汤补益中气，升提固摄。全方以补为主，对应产后多虚之特点。又方证对应，故显捷效。

# 从舌象变化，
## 看半夏泻心汤的神奇

李某，男，53 岁。口疮 5 天，以前曾出现几次，胃脘稍胀，痰多，有乙肝史，2020 年 4 月 27 日来诊。舌红，苔黄腻，脉弦。

处方：半夏15g，黄连6g，黄芩10g，干姜10g，党参15g，甘草15g，山楂15g，鸡内金15g，蒲公英25g，大黄1g，大枣5枚。5剂。

服上方5剂，舌苔变薄，口疮、腹胀已愈。

思辨：此人口疮、舌红、苔黄腻，中焦有湿热；腹胀，脾虚运化失常。脾虚、胃有湿热为其主要病机，正是半夏泻心汤所主之证。故用黄芩、黄连清热燥湿，用干姜、甘草温脾助运，以半夏降逆燥湿、促进湿热向下排出，用党参、大枣顾护脾胃，加山楂、鸡内金健胃消食助运化，加蒲公英、大黄助芩连清热除湿，另用大黄1g也有引热下行之意。因方证对应准确，故显佳效。

扫码看患者
舌象图

## 雷诺综合征治验一则

秦某，男，52岁。手指发绀，局部冰冷已2年余，西医诊为雷诺综合征。伴全身怕冷，膝关节痛，稍出汗，放屁臭。有糖尿病史。2019年底来诊。舌质暗，苔薄白，脉沉弦。

处方：麻黄6g，附子12g（先煎），细辛3g，黄芪30g，桂枝18g，白芍30g，当归10g，丹参10g，鸡血藤15g，山楂15g，鸡内金15g，黄连6g，干姜6g。

患者间断服药一月余，手指发绀、冰冷十去八九，效果甚好。

思辨：患者手冰、发绀的原因有二：一是阳虚寒凝；二是气血不畅。

扫码看患者
手部图片

针对阳虚寒凝，方选麻黄附子细辛汤，强力温阳通阳；对于气血不畅，方用黄芪桂枝五物汤加当归、丹参、鸡血藤益气通阳活血；因患者放屁臭，故加山楂、鸡内金、干姜、黄连健胃消食，辛开苦降，畅通脾胃。此病病机阳虚寒凝为本，气血不畅为标，此方重在温通治本，活血通络为辅。太阳一出，阴寒自散，气血自通，故取得佳效，也合情理。

## 顽证痼疾 30 年，方证对应一剂知

鲍某，女，71 岁，首阳山人。一走路即咽痛、上不来气，咽部有噎感，天冷加重，饥时加重，伴晚上口干。自述患此病已 30 年，近几年加重。4 月 26 日在某县医院诊为冠心病、心绞痛，可住院治疗不效。唇青，舌暗，苔薄白，脉沉。

思辨：咽痛有噎感、上不来气，走路、天冷加重，反映为虚、寒之证。咽痛有噎感为寒邪郁闭，少阴证之麻黄附子细辛汤证；走点路即上不来气，胸中大气不足并下陷之升陷汤证；晚上口干，结合整体表现偏虚，气阴不足之生脉饮证。

处方：党参 15g，麦冬 15g，五味子 10g，麻黄 6g，附子 8g（先煎），细辛 3g，黄芪 20g，知母 10g，桔梗 10g，升麻 5g，柴胡 5g，白芍 20g，甘草 12g，丹参 15g，大枣 5 枚。7 剂。

患者于 2020 年 5 月 13 日复诊，自述服上方 1 天即效。她告诉老伴，老伴不相信，还说她"心事病"。谁知服药 3 天，症状即消失，自己高兴得逢人便讲："中医真中！"

## 半夏泻心汤
## 治贲门癌术后胃脘胀满案

孙大伯，男，75 岁，曹店村人。2020 年 5 月 7 日来诊。贲门癌手术后 3 年，胃脘满闷撑胀 3 个月，服西药不效。善饥，想吃不敢吃，吃下去难受，吐痰涎，大便不利，两日一行，舌红，苔薄白，脉弦。

处方：半夏 15g，黄连 5g，黄芩 10g，干姜 8g，党参 15g，甘草 15g，山楂 15g，鸡内金 15g，蒲公英 20g，大黄 6g，大枣 5 枚。7 剂。

5 月 14 日复诊：患者反映服此方 2 天即大效，7 剂服完，诸症消失。

大伯问：我这病是咋回事？我给大伯讲："您胃火盛，才多食善饥；脾虚运化失司，则吃后消化不动，引起腹胀。中医讲，六腑以通为用，以降为顺。您的病，好比交通堵塞，前面车出不去，后边继续进车，咱得协调一下。用黄芩、黄连、蒲公英清胃火，就好比控制进口，让车少进点；用干姜、甘草、党参、大枣健脾助运，好比让前边车动起来；用半夏、大黄、山楂、鸡内金健胃消食，好比交警在中间维持一下秩序，让道路更畅通点，前边一通，中间一顺，自然道路就通畅啦。"老伯一听，满意地笑了。

# 附子连理汤治腹泻

邻居一小伙，23 岁，10 天前来诊，自述一天泄泻 4～6 次，已几年；伴腰困，口周出红疹。舌淡红，苔薄白，脉沉弦。

处方：党参 15g，白术 15g，干姜 10g，甘草 10g，附子 6g（先煎），黄连 6g，大枣 5 枚。7 剂。

药服完，小伙复诊，言腹泻已止，现大便 1 日 2 次，并已成形。

思辨：理中汤加黄连，名连理汤；理中汤加附子，名附子理中汤。连理汤治疗中焦虚寒兼有湿热之证，附子理中汤治疗脾肾阳虚之证。此小伙腹泻日久，脾阳不足；腰困，肾阳不振；口周红疹，兼有热邪，故用附子连理汤取效。

# 妊娠恶阻案一则

一患者，怀孕一月余，呕吐半个月，食入即吐；伴吐大量痰涎，口燥咽干；兼有腹泻，身极无力，舌红苔少，脉滑。

处方（均为中药免煎颗粒，量均相当于生药量）：半夏9g，麦冬20g，党参10g，甘草3g，干姜3g。冲服，1日2次。

服上方3天，2020年5月20日复诊，诸症大轻，守方又开3天巩固疗效。

思辨：《金匮要略·呕吐哕下利病脉证并治》第20条有"干呕，吐逆，吐涎沫，半夏干姜散主之"。患者食入即吐，并伴吐大量痰涎、腹泻，从病机上属于中阳不足，寒饮内盛，胃气上逆所致，符合半夏干姜散证；呕吐日久，气阴大伤，故口燥咽干、身极无力，典型的麦门冬汤证。故用两方合方而取效。

有人可能会问：半夏有毒，孕妇怎么敢用？《素问·六元正纪大论》曰："黄帝问曰：妇人重身，毒之何如？岐伯曰：有故无殒，亦无殒也。"妇女怀孕以后，只要有需要"毒药"治的病证，用了也不会伤害母体、损伤胎儿，但是在用药过程中应"中病即止""衰其大半而止"。如果见孕妇有病，单考虑妊娠禁忌，当用不敢用，延误病情，往往会造成不可挽回的后果，后悔则晚矣。

# 妈妈，我想念您！

因家贫，二年级被迫缀学，靠查字典自学通读四大名著！一生清贫，历尽磨难，却力助子女上学！一生困难重重，却总是咬紧牙关，勇敢面对……这就是我伟大的妈妈！

妈妈离开我们已 19 个春秋，我时刻思念我的妈妈！妈妈 19 年前突患急性粒细胞白血病，在郑州大学第一附属医院经宋永平教授、孙慧教授、陈绍倩教授（三位教授人品好，服务热情，让我十分难忘）诊后，都说此病极凶险，加上年龄大了，化疗关不一定能渡过，存活期一般 2 个月，遂放弃住院治疗，在家调养。此病确实凶险，我尝试用蟾酥等治疗不效，最终母亲于 2001 年阴历四月十四离我们而去。

遗憾的是最后几天，我曾尝试配制周霭祥教授的青黄散（青黛：雄黄为 9 : 1，共研，每服 2g，1 日可用 2 ～ 3 次）。雄黄火煅后即为砒霜，有剧毒，我用一包先喂自家小狗试验，小狗除大便下数百条寄生虫外，别无不适。可最后关头，因母亲已滴水难进，故此方被迫放弃，现在想起，还是心有不甘，如此药早配些天，也许母亲现在还能在诊室与我开心畅谈……

# 我的从医路

1988 年暑假的一天，我正在地里给猪割草，听到村里大喇叭的广播，石牛小学以全乡第一的成绩，被乡重点中学——高崖中学录取了 13 名学生，很幸运，我就是那 1/13。从此，从未出过家门的我，在美丽的伊河之畔，开始了 3 年充实的初中生活。

光阴似箭，转眼就到了初中毕业季。一天上午的大课间，在主教学楼的北面，一张 A4 纸大小的招生简章，吸引了一群同学围观，我因为个子矮，只好踮着脚，从人缝中瞥了一眼，招生简章是偃师市成人中专贴的，招生对象是应届初中毕业生及社会青年，统一考试，择优录取，招生专业有西医专业和中医专业。我们学校报考的连我一共 29 人，大多选择了西医专业。我想人多肯定竞争激烈，遂果断选择了中医专业。已被调往第五高中教学的前班主任牛占山老师，听说我报考中专的消息后，专门过来给我做思想工作。牛老师认为上高中、考大学，前景更广阔。而我因家庭条件困难，想早点就业，第一次没有听老师的话，还是坚持了我的决定。因当年报考人数太多，竞争非常激烈，我校只被录取了 1 人，再次幸运，我就是那 1 人，从此与中医结缘。

偃师市成人中专，坐落在虎头山下，洛河之北，依山傍水，校舍是租用城关镇中学的，条件虽有点艰苦，但老师讲课激情，学生学习认真，3 年的中专生活，充实、幸福，收获颇丰。

1994 年 8 月 5 日，是个值得怀念的日子，我中专毕业，实习结束，一天都没耽搁，经偃师市卫生局批准，王彦权中医内科门诊正式开诊。这一天，标志着我从一名中医学生，正式成为一名中医医生。

选择了医生职业，就意味着选择了吃苦，选择了奉献，选择了终生学习。全年没假期，白天、晚上，随叫随到，忙时诊病，闲时读书。

当一名医生，不仅要有良好的医德，更要有精湛的医术。方法大似气力，看病从杂病入手，先易而后难，啥方治啥病，开始易模仿，但无规律可循，病一变，常无从下手；从《伤寒论》入手，先难而后易，辨六经，辨方证，方证对应，以不变应万变，用仲景师的话讲"观其脉证，知犯何逆，随证治之"。

"干到老，学到老，干到八十也不巧"，中医知识浩瀚如海洋，就是上了年纪，知识还有许多盲区，怀着一颗谦虚的心，天天学习，天天临证，每天进步一点点，日积月累，就会更加进步！

# 我学中医的诀窍

前几日，一书友问我，学中医有啥诀窍？我说，秘诀就是五勤：勤读书、勤思考、勤实践、勤总结、勤分享。勤读书，可开阔视野，学先人的经验；勤思考，穷理之熟，融会贯通，举一反三；勤实践，"纸上得来终觉浅，绝知此事要躬行"，实践出真知；勤总结，总结的过程，是知识巩固的过程，更是知识升华的过程；勤分享，"送人玫瑰，手留余香"，分享不仅是一种快乐，同道的批评与指正也能促我进步。

# ———— 编辑手记 ————

2020 年 4 月 21 日一早，手机上看见《中医书友会》发的一篇文章标题"王彦权卫生室的经方故事"，一下子就被吸引住了，打开阅读，更是被其质朴、平实的内容所打动，而文末也是好评一片。职业敏感让我意识到这是一个难得的好选题，如果能结集出版，让更多中医爱好者、经方爱好者分享，一定会受到欢迎。于是，立即上百度搜到王彦权医生的微博，上有他的手机号，随即在微信中给王医生发了添加邀请，很快就得到响应。我直截了当说了我的想法，王医生欣然同意。由此促成了这本书的问世。

王彦权医生所记录的都是乡村卫生室中一个个真实、鲜活、生动的案例故事，没有过多的理论阐述，更没有什么花哨的噱头、点缀，质朴、平实、真切，干货满满，别开生面，让人耳目一新，不得不由衷地钦佩、点赞。其中他前言中的一句"我要当患者心目中能治病的中医研究生"，朴实无华，掷地有声！

在编辑出版过程中，我也有意识地在关注王彦权医生的微信朋友圈，发现他除了不断讲述他的经方故事外，几乎每天上班或下班途中都会随手拍几张身边美丽的乡村景色并配上微笑的表情，和朋友分享，可以真切感受到一种发自内心的快乐、满足和对生活的热爱。是啊！这些最底层的乡村医生，以他们的坚忍执着和勤劳智慧，默默传承着中医，践行着经方，用真实、确切的疗效，护佑着一方百姓的健康，从而赢得尊重，获得赞誉，也得到快乐和满足。从他们身上看到了中医的根，看到了经方复兴的希望，正如当代著名经方学者黄煌老师所说的：真正能够传承中医、传承经方的，就是这些基层医生！

2021 年 2 月 28 日记